中医药畅销书选粹·临证精华

重审十八反

主　编　王延章

副主编　王　平　王广顺　陈小刚　莫太安　陆　明

编　委　王　琼　王永宏　刘成章　李明海　陈德林

中国中医药出版社·北京

图书在版编目（CIP）数据

重审十八反/王延章主编 . —2 版 . —北京：中国中医药出版社，2012.10（2025.6重印）

（中医药畅销书选粹 . 临证精华）

ISBN 978 - 7 - 5132 - 1164 - 2

Ⅰ . ①重… Ⅱ . ①王… Ⅲ . ①中药配伍 - 配伍禁忌 - 研究 Ⅳ . ①R289.1

中国版本图书馆 CIP 数据核字（2012）第 225200 号

中 国 中 医 药 出 版 社 出 版

北京经济技术开发区科创十三街 31 号院二区 8 号楼

邮政编码　100176

传真　010 64405721

廊坊市佳艺印务有限公司印刷

各地新华书店经销

*

开本 880×1230　1/32　印张 7　字数 181 千字

2012 年 10 月第 2 版　2025 年 6 月第 5 次印刷

书　号　ISBN 978 - 7 - 5132 - 1164 - 2

*

定价　29.00 元

网址　www.cptcm.com

出版者的话

　　中国中医药出版社作为直属于国家中医药管理局的唯一国家级中医药专业出版社，自创办以来，始终定位于"弘扬中医药文化的窗口，交流中医药学术的阵地，传播中医药文化的载体，培养中医药人才的摇篮"，不断锐意进取，实现了由小到大、由弱到强、由稚嫩到成熟的跨越式发展，短短的20多年间累计出版图书3600余种，出书范围涉及全国各级各类中医药教材和教学参考书；中医药理论、临床著作，科普读物；中医药古籍点校、注释、语译；中医药译著和少数民族文本；中医药政策法规汇编、年鉴等。基本实现了"只要是中医药书我社最多，只要是中医药教材我社最全，只要是中医药书我社最有权威性"的目标，在中医药界和社会上产生了广泛的影响。2009年我社被国家新闻出版总署评为"全国百佳图书出版单位"。

　　为了进一步扩大我社中医药图书的传播效应，充分利用优秀中医药图书的价值，满足更多读者，尤其是一线中医药工作者的需求，我们在努力策划、出版更多更好新书的同时，从早期出版的专业学术图书中精心挑选了一批读者喜欢、篇幅适中、至今仍有很高实用价值和指导意义的品种，以"中医药畅销书选粹"系列图书的形式重新统一修订、刊印。整套图书约 100 种，根据内容大致分为七个专辑："入门进阶"主要是中医入门、启蒙进阶类基础读物；"医经索微"是对中医经典的体悟、阐释；"名医传薪"记录、传承名医大家宝贵的临证经验；"针推精华"精选针灸、推拿临床经验；"特技绝活"展现传统中医丰富多样的特色疗法；"方药存真"则是中药、方剂的精编和临床应用；"临证精华"汇集临床各科精妙之法。可以说基本涵盖了中医各主要学科领域，对于广大读者学习中医、认识中医和应用中医大有裨益。

今年是"十二五计划"的开局之年，我们将牢牢抓住机遇，迎接挑战，不断创新，不辱中医药出版人的使命，出版更多、更好的中医药图书，为弘扬、传播中医药文化知识作出更大的贡献。

中国中医药出版社

2012 年 1 月

内 容 提 要

　　中药十八反，十九畏，妊娠禁忌药是祖国医学宝库中一块瑰丽的宝石。在长期的中医临床实践中，有无数中医仁人志士，不惜牺牲，勇闯反、畏、禁药这块险地。本书将作者药物自身试验、华西医科大学动物试验、临床应用和古今医家常用的有关内治、外治疗疾的有关经验汇集成册，以供同道参考运用。

前　言

　　祖国医学历史悠久，源远流长，是一个伟大的医学宝库。而重审中医药十八反（简称《重审十八反》）新著，是在阳光灿烂，风和日暖，中医事业迅猛发展的年代里，为几千年习惯用药的更新，顶风冒雨，不惜自己生命危险而实验创作的。

　　中药十八反、十九畏、妊娠禁忌药是这宝库中一块瑰丽的宝石。在长期的中医临床实践中，有无数中医仁人志士，不惜牺牲，勇闯反、畏、禁药这块险地。现将这些药物自身试验、华西医科大学动物试验、临床应用和古今医家常用的有关内治、外治疗疾的佳作汇成本书。如金代李杲的"中满分消汤"，泻利湿热；汉代张仲景的"赤丸方"，化饮降逆；唐代孙思邈的"五噎丸"治呃逆气结；宋代窦汉卿的"万应膏"治痈疽痰核；元代危亦林的"草乌散"消肿止痛；明代鲁伯嗣的"取痞丸"治小儿痞块；清代吴谦的"海藻玉壶汤"治石瘿肿瘤。古人的这些反畏禁方剂，早已打破了十八反中多种相反之例。本书的肺结核Ⅰ号方有十味反药已达到抗痨最新水平，用治肺结核、妊娠患者，未见不良反应。湖北黄陵医院孙洪民在谈到海藻与甘草合用后的体会说："两药同用治疗动脉硬化、高血压，收到迅速而持久的满意疗效，有软化血管，降低血压，降低胆固醇的作用。"他们这些奇技佳作的论证为此书奠定了理论基础。然后再经自身试验、临床总结，使初出茅庐的浅作问世。当然，还有不少医家的反药方剂佳作还未收入，望老一辈医学家、同行志士原谅。

　　此书是在几千年来反、畏、禁药在理、法、方、药未系统总结的情况下撰写的，由于我们实践还不很多，资料不足，实验设备差，条件和水平有限，还有少部分禁畏药未验证，现将我们的初步所获贡献出来为患者解疾，书中难免存在这样或那样的问题，希同行学者临床参考，辨证论治。万望中医界朋友携起手来，为振兴中医，进一步共同研究、探讨、开发，为祖

国传统医学更加发扬光大而尽力。并热诚欢迎广大读者提出宝
贵意见。

王延章
1997 年 2 月 24 日

目 录

第一章　重审十八反

在祖国辽阔的土地上，分布着种类繁多、产量丰富的药材资源，几千年来，我国劳动人民一直以此药作为防病治病的主要武器。自从劳动创造了人，创造了世界，创造了社会，创造了医学，逐年总结了宝贵的医疗实践经验，创立了独特的理论体系，掌握了中药的性味、归经及其功效。

毛泽东同志说："祖国医药学是一个伟大的宝库，应当努力发掘、加以提高。"战国时期（公元前475年至公元前221年）神农尝百草，撰写了我国最早的一部药物专著《神农本草经》，书中有十八反的记载。公元1590年，李时珍将十八反归类成文，载入《本草纲目》，从此以后，人们更以之为座右铭，望而生畏。现在奇难杂症甚多，在乎医，也在乎药。受中药"十八反"的拘禁，上工不提十八反药组同用，下工住口则不敢进腑，其中庸者观望四海而随之，亡命者试验而有所疑，阻止了科学的发展和进步，使十八反药懈怠千古，冷落万年。余早年即起重审十八反之意，今书遗言："决心尝十八反之毒，为人类铺平医学道路，增添碎石，死而后已。"1990年8月20日，作者冒着生命危险，奋不惜身，冲向禁区，亲自购买了"十八反"中药，分别作了五十余天的自身试验。十八反中药是药物的形状相反、性味相反、归经各异、功能相反，并非相反杀人之意。神农之言，在人们的脑子里如此之重，是因为敢于献身，日遇七十二毒的亲身体会，开辟了药物的道路。加之当时科学开始萌芽，自然条件有所不同，生活环境有别，中药多属野生，药力迅猛，或因炮制不当，会引起以上之弊端。如芫花在低倍显微镜下，可见羊角式长达2cm的绒毛，煎服后胃内有不适感，所以布包为宜；如藜芦不涌吐风痰，而可治涌吐风痰；海藻为百病良药。几千年过去了，今天自然界的变迁，环境变化，生活富裕，人体素质的差异，药物的种植变化，科学的进步，事业的兴旺发达等多种因素已发生了变化。因此为了人类的身体健康，对闭锁的中药进行重审是有必要的。作者对中药十八反的分别试验，合用尝试，临床验证，到 1991 年底为止，临床上已应用 13764 人次，服十八反药方者最高年龄达 85 岁，最低者是自家出生 8 天的小孙。根据病情变化，随证用药，常用处方中有三反五反，高达十反。如刘某，女，20 岁，身患陈旧性肺结核 9 年，服"结核方"（有十反），无不良反应，且获良效。

《重审十八反》一书的撰写，是为了进一步振兴中医，振兴中药，治疗疑难杂证，解除病人疾苦。如人参与藜芦合用，益气生津；沙参与藜芦合用，养阴润肺；丹参与藜芦合用，清心除烦，降压生津；玄参与藜芦合用，治痢下痈疡，皮肤瘙痒；白芍与藜芦合用，收而不散，敛散相助；细辛与藜芦合用，芳香开窍，提神醒脑，温肺治喘，化饮除痰，亦治涌吐风痰，尤其化饮功捷。临床上已验证 2780 人次，颇见疗效。如川乌与白及合用，温经而不助火，止血止痛；川乌与白蔹合用，温经散寒，祛痰止咳，引经制燥，亦治胸痹；川乌与瓜蒌合用，温经导滞，润肠通便；川乌与贝母合用，辛而不散，甘润不敛。在临床上已验证 3516 人次，未见不良反应。如甘草与芫花合用，清热利水，软坚散结，寒温相助；甘遂与芫花合用，解痉止咳，祛喘化饮，治燥屎不下；甘草与甘遂合用，偏重于利水通小便；大戟、甘遂与甘草合用，偏重于润肠治大便秘结。临床上已验证 6468 人次。以上诸药并无杀人之过，合用时充分体现了药物之间的协同作用，所以疗效尤佳。

医生和患者的心情是一致的。没有疾病的发生，就不可能有医生，患者盼望早愈，医生希望早捷。前后五千年，重审十八反，这一试验，对中药禁区有了新的认识，药物的功能相反，相互协同，各归其经。如川乌与白蔹、白及、贝母、瓜蒌、半夏的合用，就是功能相反，归经各异，治疗时可见奇效。人与自然界紧密相依，天人一体，阴阳永衡，气血相助，随证用药，犹如用兵。在治疗时进行奇调、偶调、破调、协调、反调、整调，对症攻守，补泻结合，分经入络的辨证施治，充分利用通因通用，寒因寒用，热因热用，寒热平调，因势利导的手法，从而达到预期的效果。

地上本无路，走的人多了，也便成了路。而对十八反的应用，仅仅只是第一步，相信条件有限智无穷，独自欠能众有力，将使患者开放出长寿的生命之花。

第一节　藜芦类

本章对人参、沙参、丹参、玄参、苦参、白芍、细辛反藜芦的自身尝试和临床应用，作了一些叙述。现已验证 2780 例，均无毒性反应。

人参与藜芦同用，益气生津；沙参与藜芦合用，养阴润肺；丹参与藜芦合用，清心除烦；玄参与藜芦合用，养阴生津；苦参与藜芦合用，治下痢及痈疡；白芍与藜芦合用，收散无碍；细辛与藜芦合用，温肺治饮。

藜芦与参类合用，经临床验证，均无不良反应，颇见疗效。如自拟生津汤（藜芦、玄参、生地黄、麦门冬），即增液汤加藜芦，养阴生津尤速，清热解毒也可，亦治下消。以上药物合用于其他方者甚多，未能全部列入，有待于今后系统地总结。下面将诸药分别进行阐述。

人　参

为五加科多年生草本植物人参 Panax ginseng C. A. Mey. 的干燥根及根茎。人工栽培的称为园参，野生的称为野山参。人参主产于我国东北地区如辽宁、吉林、黑龙江等地，是一种名贵中药材。园参栽培 5～6 年，9～10 月采挖，洗净晒干，称为生晒参；将鲜参洗净，经沸水浸洗后，浸入糖汁中，取出晒干，称为糖参（白参）；洗净的园参，除去支根和须根，蒸熟晒干或烘干，称为红参；支根和须根干燥，称为红参须。野山参也可照此加工。

[处方用名] 人参、野山参、吉林参、红参、白参、别直参、人参须。

[性味归经] 味甘、微苦，性微温。归脾、肺、心经。

[药物功效] 大补元气，补脾益肺，生津益血，安神增智，补中固脱。

[临床应用]

1. 用治气虚欲脱，气息短促，脉微欲绝的危重病症。人参单独使用，可治血脱亡阴，如《景岳全书》之独参汤。亦可用治大出血、大吐血、泻下、病久体虚、大病所致的元气极虚，本品大补元气，有固脱复脉之功效，如配伍熟地黄补血滋阴；配伍附子，调中回阳，如《校注妇人良方》之参附汤；配伍龙骨牡蛎，治冷汗不止，复阳固表，如参附龙牡汤。

近年有临床报道，用人参煎剂、注射剂治疗心源性休克、元气虚脱证亦有效。参附汤治疗心力衰竭，心肾阳虚，阳气欲脱，效果最佳。

2. 用治脾气虚、肺气虚的病证。脾胃虚弱，倦怠乏力，食欲不振，或便溏久泻不止者，本品常与白术、茯苓、甘草等药配伍，增强补脾益气的功效，如四君子汤。肺气虚弱，喘促气短者，常与胡桃仁、蛤蚧、五味子等配伍，以补肺肾、敛肺气。若脾虚夹湿，上吐下泻，苔腻者，常配伍怀山药、扁豆、薏苡等以健脾益气，和胃利湿，如参苓白术散。若脾胃气虚，中气下陷者，常与黄芪、升麻、柴胡等配伍，可升阳益气，补脾健胃，如补中益气汤。

3. 用治邪热伤津耗气，津亏口渴，虚热消渴等证。本品甘温不燥，大补元气，气旺津生。与麦冬、五味子等配伍，能益气生津，如生脉散。若热伤气津，口渴多汗，多饮的消渴证，常与怀山药、黄芪、麦门冬等配伍，有益气生津功效。若治外感热病，气阴两伤，口渴多汗者，常与石膏、知母、粳米等配伍，可清热益气，生津止渴，如人参白虎汤。

4. 用治外感体虚，正虚邪实的里实证。本品大补元气，扶正祛邪，可用治正虚邪实，邪气未尽，正气已虚的证候，它与羌活、独活、川芎、茯苓等配伍，以益气解表，散风除湿，如人参败毒散。它与大黄、芒硝等配伍，可扶正攻下，治热结便秘，正气已虚，不任攻下者，如黄龙汤。

5. 用治血虚萎黄。本品甘温大补元气，益气生血，故可用治脾胃气虚，化源不足，血虚萎黄之证，它常与黄芪、白术、茯苓、白芍、当归、熟地黄等配伍，以增强益气生血功效，如人参养营汤。

6. 用治惊悸健忘，失眠多梦，元气虚损等证。本品大补元气，扶阳益气，安神定智，用于失眠多梦，神不内守。心气不足，心悸怔忡，健忘，常与茯苓、龙齿、远志等配伍，如安神定志丸。若气血双亏所致的心肾不交，心悸健忘者，常与天门冬、麦门冬、玄参、丹参、柏子仁、酸枣仁等配伍，如天王补心丹。

[文献资料]

《神农本草经》：“补五脏，安精神，……止惊悸，除邪气，明目，开心益智。”

《名医别录》：“调中止消渴。”

《药性本草》：“主五痨七伤，虚损瘦弱，止呕哕，补五脏六腑，保中安神，……治肺痿肺痿……凡虚而多梦纷纭加之。”

《珍珠囊药性赋》：“治脾胃阳气不足，肺气虚促，短气少气，补中缓中，……止渴生津液。”

《本草纲目》：“治男妇一切虚证。……胎前产后诸病。”

[现代研究]

人参根含人参皂苷Ⅰ～Ⅵ，其中Ⅰ～Ⅲ分出的苷元为人参三醇，Ⅳ～Ⅵ分出的苷元为人参二醇。人参二醇和人参三醇都是三萜化合物，尚含挥发油约0.05%，主要成分为人参倍半萜烯，是人参特异香气的来源。此外，还含人参炔醇、人参酸、植物甾醇、胆碱、多种氨基酸和肽类、葡萄糖、单糖、麦芽糖、蔗糖、几种人参三聚糖、维生素 B_1、维生素 B_2、烟酸、泛酸等。

人参对神经系统有兴奋中枢神经、缩短神经反射潜伏期、并加快神经冲动传导的作用。在大脑皮层兴奋过程中，增强条件反射，提高分析能力，同时还能加强抑制，改善精神活动，增强大脑的灵活性。在人和动物口服后，均有显著的抗疲劳作用。人参有适应原样作用，能增强机体对各种有害刺激的防御能力。其作用原理是人参在机体应激过程中的反应，特别是对神经－垂体－肾上腺皮质系统，有增强肾上腺皮质功能的作用。

能兴奋垂体－肾上腺皮质系统，使皮质功能增强，提高机体对外界不良刺激的抵抗力和对疾病的抵抗力。能显著地抑制小鼠肾上腺、胸腺、脾、甲状腺内维生素 C 及胆甾醇水平，对尿中酮类甾醇、血糖和肝糖原也有明显的影响。人参本身无性激素作用，但能兴奋垂体而增加其促性腺激素的分泌，促进男女性腺机能；人参能降低血糖，并与胰岛素有协同作用，又能调节胆固醇代谢，抑制高胆固醇血症发生。口服人参能产生利尿作用。人参有强心作用，又能收缩末梢血管，维持正常血压，还能减弱或消除由氯仿及肾上腺素引起的心律不齐，对动物的冠状动脉、脑血管、眼底血管有扩张作用。能增强造血机能，刺激造血器官，使造血旺盛。动物口服人参后，血液中的红细胞、血红蛋白和白细胞都有增加。此外，有抗过敏作用，能减轻由马血清引起的过敏性休克，能促进免疫球蛋白的生成，促进白细胞的生成，防止多种原因引起的白细胞下降，能使淋巴细胞数量增加，使淋巴细胞转化，增强网状内皮细胞功能。

［用法用量］煎服 5～10g。用文火煎，将人参汁加入其他药汁内饮服。如抢救虚脱，当用大剂量 15～30g，煎汁，分数次灌服。平素体虚者，人参可以调补，口服人参制剂较佳。

［使用注意］实证、热证者，慎服。服人参时，不宜饮茶和吃胡萝卜，以免影响药效。

［试验证］

古人曰："人参反藜芦。" 1990 年 9 月 29 日，作者取人参 10g，藜芦 5g，取水 250ml，文火煎至 150ml 后，取出药汁，再重煎后，将两次药汁混合，日服 3 次，每次 50ml，连服 2 日，未见毒性反应。用 40 只小白鼠以成人每千克计算用量的 80 倍作口服、腹腔注射，无一只小鼠死亡。

古代文献记载人参为补气药，藜芦属涌吐药。笔者经自身试验证明人参与藜芦同用，可益气生津，提神醒脑，芳香开窍。藜芦可治涌吐风痰，外用杀虫，治疥癣，对泻痢、肠癖、风痫、痰疾颇有疗效。二药同归肺、胃经。二药同煎服后，胃肠道无刺激反应，精神尚好，大小便正常，照常工作。自身感受涌而不吐，补其虚而泻其实，虚实夹杂者皆可用之，偏虚偏实者分别用之。实践证明："二药同用，补而能制吐，攻补兼施，随证选用，以获收效，并无杀人之过也。"

［临床效果］

现已在临床验证 296 例，其中男性 108 例，女性 188 例；1 月～6 岁 36 例；7～20 岁 36 例，21～40 岁 80 例，41～60 岁 92 例，60 岁以上 52 例。临床无毒性反应。人参、藜芦随证和其他方剂配伍使用，全无毒性反应。

［合用验证］

人参与藜芦合用，二药同归肺、脾经。人参补脾气肺气之虚，藜芦开泄宣导。通过临床验证，利用反攻之势，证实了祖国医学之阴阳学说的互根关系，阴阳是矛盾对立的统一。而人体的气血相互依存，气为血之帅，血为气之母，气行则血行，气滞则血滞，血滞则不通，不通则痛等等。阴阳、气血不和所致的疾病甚多，这里就不一一列举了。而人参甘甜补气为阳药，藜芦苦寒宣泄为阴药。人之气血调和，阴阳为之，气随血生，阴阳助长，阴阳平衡，气血健旺，疾病少也。纯补不泄犹如只进不出，泄而不扶则外强中空，随证补泄调之皆可，偏虚偏实，审慎剂量，皆可合用，如脾胃虚弱，倦怠乏力，食欲不振，中气下陷，面黄肌瘦，津液不足，人参、藜芦常与升麻、柴胡、黄芪、白术等配伍，即补中益气汤加藜芦。此方补中益气，固脱生津，而藜芦之涌是唾液增多，使津液上布于玉泉（唾液腺），促生津之速而无弊。如热病伤津、伤气，津亏口渴，虚热消渴，人参、藜芦常与麦门冬、五味子同用，即生津汤。若苦寒伤津耗气，口渴汗多的消渴证，二药常与黄芪、怀山药配伍，有益气生津之效。若用治外感热病，口渴多汗者，二药常与石膏、知母、竹叶、粳米等配伍，以清热除烦，生津益气止渴，即人参白虎汤加藜芦。若用治外感正虚邪实的里实证，人参、藜芦常与羌活、独活、川芎、茯苓、白芷等配伍，益气解表，散风除湿，涌而不敛。若用治脾胃虚弱的气虚证所致的血虚萎黄，形体消瘦，人参、藜芦常与白术、黄芪、茯苓、白芍、当归、熟地黄、白及等药配伍，增强补脾益气、生津补血之效。通过临床应用，随访验证，严守人参、藜芦配方剂量，未发现毒性反应。

　　[同用剂量] 临床上人参、藜芦同用时，人参 5～10g，藜芦 3～5g。

　　[使用说明] 未发现人参、藜芦同用的毒性反应，可配伍同用。

太子参

　　为石竹科多年生草本植物孩儿参 Pseudosteuaria heterophylla (Miq.) et Hoffm. 的块根。主产江苏、安徽、山东等地。在夏季大暑节前后采挖，除去细小根须，洗净晒干或置沸水中烫透晒干用。

　　[处方用名] 太子参、孩儿参、童参。

　　[性味归经] 味甘、微苦，性平。归脾、肺经。

　　[药物功效] 补气生津，健脾益肺。

　　[临床应用]

　　1. 用于脾气虚弱，胃阴不足。本品甘平，既补脾气，又益胃阴，为一味清补之品，故用于脾气虚弱，胃阴不足，倦怠乏力，食欲不振等症。藜芦常与党参、玉竹、山药、谷芽、茯苓等药配伍，以健脾益气，养阴和胃。

2. 用于胃阴不足、自汗口渴等证。本品能补气益阴，用治气血两伤，自汗心悸，烦热口渴等症，太子参、藜芦常与黄芪、五味子、酸枣仁、麦门冬等药配伍，以益气固表，生津止渴。

3. 阴虚肺燥，咳嗽少痰。本品甘平，益气生津，和藜芦配伍，润肺止咳，故可用治燥热伤肺，阴虚肺燥，干咳少痰，常与沙参、麦门冬、贝母、五味子、桑叶等药配伍，以养阴润燥，化痰止咳。

［文献资料］

《本草从新》："大补元气。"（指辽参之小者）

《本草再新》："治气虚肺燥，补脾土，消水肿，化痰止渴。"

《江苏植物志》："治胃弱消化不良，神经衰弱。"

《陕西中草药》："小儿虚汗，心悸口干，不思饮食。"

［现代研究］

本品主要含皂苷、果糖、淀粉等。

［用法用量］煎服9～30g。

［重审十八反］

太子参、藜芦同煎服，益气养阴和胃，可清补小儿脾胃虚弱所致的消化不良，食欲减退，面黄消瘦。还可用以养肺阴润燥，祛痰止咳。通过自身口服和临床应用，无毒性反应。

北沙参

沙参有北沙参和南沙参两类。北沙参为伞形科多年生草本植物珊瑚菜 Glehnia littoralis Fr. Schmidt ex Miq. 的干燥根，主产于山东、辽宁、江苏、福建、台湾等地，夏秋两季采挖，除去须根洗净，用开水烫后，剥去外皮，晒干，切片或切段用。

［处方用名］沙参、南沙参、北沙参。

［性味归经］味甘，性微寒。归肺、脾、胃经。

［药物功效］养阴润肺，益胃生津，健脾。

［临床应用］

1. 用于阴虚肺燥，热伤肺阴，干咳少痰，咽喉干燥等症。本品甘能生津，寒能治热，故有清肺热，养肺阴，润肺燥之功效。若热伤肺阴，咽干口渴，燥咳少痰，常与玉竹、麦门冬、花粉等配伍，如《温病条辨》沙参麦门冬汤。若热伤肺阴所致的阴虚烦热，咳嗽咯血，常与知母、贝母、麦门冬、鳖甲等配伍。若肺热燥伤，热病伤津，胃火炽上，咽干口燥，身热头痛，咳嗽少痰，常与桑叶、杏仁、贝母等配伍，以清热宣肺，润肺止咳。

2. 用治热伤胃阴、阴虚津亏所致的口干咽燥、舌质红、苔少、大便秘结等症，常与生地黄、麦门冬、玉竹、火麻仁、冰糖等配伍，养阴润燥，如《温病条辨》益胃汤。

［文献资料］

《神农本草经》："主血积惊气，除寒热，补中益肺气。"

《本草纲目》："清肺火，治久咳肺痿。"

《本经逢原》："有南北种，北者质坚性寒，南者体虚力微。"

《本草从新》："补肺阴。"

《饮片新参》："养肺胃，治痨咳痰血。"

［现代研究］

北沙参含挥发油、三萜酸、豆甾酸、β-谷甾醇、生物碱和淀粉。果实含珊瑚菜素；轮叶沙参根含三萜皂苷和淀粉较多。

从北沙参根提取的乙醇，有降体温和镇痛作用。水浸液低浓度对离体蟾蜍心脏能加快收缩，浓度增高，则出现心脏停跳；对家兔麻醉时，静脉注射后，血压稍有上升，呼吸加强，通畅，能刺激支气管黏膜，使分泌物增多或减少，故有祛痰止咳作用，但较紫菀差。其浸剂对离体蟾蜍心脏有明显的强心作

用。对盎氏小芽孢癣菌、羊毛状小芽孢癣菌等皮肤真菌有不同
程度的抑制作用。

南沙参性味、功用与北沙参相似，效力较北沙参弱。用于
肺燥咳嗽，热病后气液不足较为适宜，用量同北沙参。

[用法用量] 煎服 10 ~ 15g，鲜品 15 ~ 30g。南北沙参功效
相近，北沙参滋阴作用较好，南沙参兼有祛痰作用。鲜南沙参
生津之力最强，多用于热病伤阴之症。

[使用注意] 虚寒证忌服。

[重审十八反]

北沙参归肺胃经。藜芦归肺胃肝经。前者健脾、润肺、生
津。后者涌泄。1990 年 10 月 1 日，作者取北沙参 15g，藜芦
5g，加水 250ml，煎至 150ml，取出药液后，照样浓煎一次。
日服 3 次，每次 50ml，连服 2 日。二药同煎服味淡，无胃肠刺
激反应。

通过自身尝试和临床验证，沙参、藜芦合用对肺热咳嗽、
湿盛痰多、热病伤阴有协同之效。自觉二药味淡，咳痰稀少，
小便清长，大便无改变，无毒性反应。临床验证，二药同用
"既能养阴生津，又能利湿去痰"。

[临床效果]

临床已验证 280 例，其中男性 148 例，女性 132 例；其
年龄组为 1 月 ~ 6 岁 24 例，7 ~ 20 岁 24 例，21 ~ 40 岁 84 例，
41 ~ 60 岁 96 例，60 岁以上 52 例。和其他方药配伍使用，无毒
性反应。

[合用验证]

北沙参、南沙参都是润肺补肺之品，藜芦生津作用较强，
若肺胃津液不足，合用同归脾胃经。二药同用能养肺益阴，生
津止燥咳。若热伤肺阴，咽干口渴，燥咳少痰者，藜芦常与沙
参、麦门冬等药配伍。若热伤肺阴，久病不去所致的阴虚痨
热，咳嗽痰臭，痰中带血，舌燥咽干，午后身热，常与知母、
贝母、桑叶、麦门冬、白及、半夏、川乌、鳖甲等配伍，以清

虚热除烦，润肺止咳，止血，亦止咳嗽胸痛。若虚热不去，久咳逐痰的肺痨、肺痿、气喘痰鸣、形体消瘦者，常与白及、白蔹、贝母、半夏、杏仁、川乌、南星、黄芪、礞石、花粉等药配伍，以生津润燥，祛痰止咳，止血止痛，生肌。

［同用剂量］沙参 10～15g；藜芦 3～5g。外用适量。

［使用说明］

藜芦辛散性烈，涌吐是因用量过极所致的中毒反应，故在合用时，慎守剂量，沙参、藜芦可以合用。

丹 参

为唇形科多年生草本植物丹参 Salvia miltiorrhiza Bge. 的干燥根和根茎。主产于河北、安徽、江苏、四川等地，秋季采挖，除去茎叶，洗净泥土，切片，晒干用，生用或酒炒用。

［处方用名］丹参、紫丹参。

［性味归经］味苦，性微寒。归心、心包、肝经。

［药物功效］活血化瘀，凉血消痈，清心安神。

［临床应用］

1. 血瘀所致的多种疾病：如治气滞血瘀所致的月经不调、痛经、经闭、癥瘕积聚、产后恶阻等症，可以丹参为末，白酒送服有效。如丹参煎，故有"一味丹参之功同四物"之说。若活血调经止痛，常与川芎、当归、赤芍、牡丹皮、益母草、香附、泽兰等配伍。治癥瘕积聚，产后瘀阻，月经不调，常与三棱、莪术、鳖甲、牡蛎、海藻等配伍，以破血消瘀，软坚散结。

本品药性寒凉，用于血热有瘀之证，常配伍温经散寒药，为妇科活血调经之要药，治瘀血阻滞，胸腹刺痛，常与砂仁、檀香配伍，如丹参饮。若治气滞血瘀，胸胁胀痛，常与柴胡、赤芍、郁金、延胡索等配伍，以行气活血、祛瘀止痛。若用治瘀血滞阻心脉的胸痹绞痛，常与川芎、红花、降香、川乌等配伍，如冠心病 2 号方。若用治风湿，久寒化热，关节红肿，风湿热痛，常与苍术、黄柏、牛膝、忍冬藤、络石藤、草乌等配伍，以活血通经，凉血消肿。

2. 用治痈疮肿毒。湿热流注的痈肿、疔毒及无名肿毒，常与金银花、野菊花、连翘、乳香和大青叶等配伍，可获清热解毒、活血化瘀、消肿止痛之功效，若与蒲公英、瓜蒌、乳香、没药、山甲片等配伍，可治乳痈。

3. 用治温病热入营血，心烦不寐，心悸失眠等症。本品清热凉血，清心除烦，有安神定魄之功效，故可用治热入营血，高热神昏，烦躁不寐，皮丘斑疹，舌绛，脉数之症，常与犀角、生地黄、玄参等配伍，如清营汤。若用治烦躁，心悸怔忡，常与酸枣仁、柏子仁、天门冬、何首乌等配伍。

［文献资料］

《神农本草经》："主心腹邪气……破血除烦，止烦满。"

《名医别录》："养血、去心腹痼疾结气，腰脊强，脚痹，除邪留热，久服利人。"

《日华子诸家本草》："养补定老，通利……治冷热劳伤关节痛，四肢不遂……止痛，生肌长肉，破宿血，生新血……止血崩带下，调妇人经脉不匀，心烦，恶疮疥癣，瘿赘肿毒，丹毒，头痛，赤眼，湿热狂恶。"

《滇南本草》："补心定志，治健忘怔忡，惊悸不寐。"

［现代研究］

本品含丹参酮甲、丹参酮乙、丹参酮丙、丹参醇Ⅰ、丹参醇Ⅱ、维生素E等。丹参能改善微循环，提高机体耐缺氧能力，加速微循环血液的流速；能扩张冠状动脉，增加冠状动脉血流量，减慢心率，降低血压，有镇静作用；能延长环己巴比妥的安眠时间，促进组织的修复与再生；能抑制纤维细胞和肿瘤的生长；有抗凝血作用，能抑制凝血，激活纤溶；对金黄色葡萄球菌、伤寒杆菌、痢疾杆菌和某些皮肤真菌有抑制作用。

［用法用量］煎服5~15g。

［使用注意］除煎服外，亦可制丹参片。

［重审十八反］

丹参甘，微寒；藜芦辛、苦，微寒，作者于 1990 年 10 月 4 日取丹参 15g，藜芦 5g，加水 250ml，煎至 150ml，取出药液后，照样煎至 150ml 药液，再将两次药液混合，日服 3 次，每次 50ml，连服 2 日。二药同属苦寒之品，同用时味淡微苦，唾液微多，胃肠无刺激反应，工作如常，精神尚好。小便清长，大便正常，口淡欲食。丹参活血祛瘀，止痛消肿，降压除烦。藜芦宣壅导滞，治吐风痰，诸风痰饮。合用有降压除烦，消肿止痛之功效。

［临床效果］

通过丹参、藜芦同用煎服，确无毒性反应，并在临床上应用 168 例，其中男性 100 例，女性 68 例，7 ~ 40 岁 64 例，41 ~ 60 岁 80 例，60 岁以上 24 例，全无毒性反应。

［合用验证］

对丹参、藜芦同煎服的临床应用，二药微苦味淡，苦能入心，味淡利湿，合用则有清心安神，行血化瘀，清热解毒，降压除烦，凉血消肿之功效。诸疮肿毒皆属于火，火热炽盛，热盛伤阴，阴亏津散。若用于治疗痈疡，可排逐生肌，止痒止痛。对疔毒头疮、恶疮疥癣，常与金银花、连翘、野菊花、蒲公英、黄连、黄芩、黄柏等配伍，以清热解毒，苦寒泻火。若疮疡初起、成脓、溃后有硬块者，常与当归、赤芍、桃仁、红花、泽兰、川芎等配伍，即桃红四物汤加味。

［同用剂量］丹参 10 ~ 15g；藜芦 3 ~ 5g。

［使用说明］二药可以同用，并非反也。

玄　参

为玄参科多年生草本植物玄参 Scrophularia ningpoensis Hemsl. 的干燥根。产于我国长江流域及陕西、福建等地。野生、家种均有，立冬前后采挖，反复堆晒，至内部色黑，晒干，切片用。

［处方用名］玄参、元参、乌玄参、角参。

［性味归经］味甘、苦，性寒。归肺、胃、肾经。

［药物功效］清热凉血，养阴解毒。

［临床应用］

1. 用治温热病，热邪入营，烦热口渴，内陷心包，温毒发斑，夜寝不安等症。本品苦甘寒，质润，有清热凉血，滋阴润燥，泻火解毒之功效。常与生地黄、麦门冬、犀角等配伍，如犀角地黄汤。治温邪入营，高热神昏，口干舌绛，温热病前期，或高热发斑，常与生地黄、黄连、连翘、麦门冬、石膏、犀角等配伍。若温热病后期，阴亏津伤，便秘，常与生地黄、麦门冬等配伍，如增液汤，可养阴增液通便。若治阴虚发热，骨蒸劳热，常与知母、黄柏、熟地黄等配伍，如知柏地黄丸。治肝郁化火，月经失调，经前发热，常与栀子、柴胡、当归、白芍等配伍，如丹栀逍遥散。治血瘀经闭，常与桂枝、桃仁、赤芍、红花等配伍。

2. 用治肺燥阴虚，肺痨咳嗽，午后潮热，痰中带血等症，常与牛蒡子、白及、山药等配伍，可清肺润燥。

3. 用治咽喉肿痛、瘰疬、痰核、痈疮肿毒，外感所致咽喉肿痛者，常与薄荷、牛蒡子等配伍。虚火上炎者，常与生地黄、麦门冬等配伍。治疹腮喉痹，大头瘟疫，常与金银花、薄荷、连翘、牛蒡子、黄芩、黄连、板蓝根等配伍，如普济消毒饮。治痈疮肿毒，常与蒲公英、紫花地丁、白芷、一见喜等配伍。治脱疽，常与金银花、当归、甘草等配伍，如四妙勇安汤。治痰核瘰疬，常与贝母、牡蛎等配伍，如消瘰丸。

4. 治内热消渴，常与麦门冬、生地黄、枸杞子、五味子等配伍。若劳热骨蒸，常与生地黄、牡丹皮、地骨皮、银柴胡等配伍，亦获良效。

［文献资料］

《神农本草经》："主腹中寒热积聚，女人产乳余疾，补肾气，令人明目。"

《本草纲目》："滋阴降火，解斑毒，利咽喉，通小便。"

［现代研究］

本品含玄参素、生物碱、挥发性生物碱、糖类、氨基酸、胡萝卜素。

玄参水浸剂和煎剂均有降压作用，对动物的心脏有轻度的降压作用，剂量加大则出现中毒现象，对多种皮质真菌、绿脓杆菌均有抑制作用。

［用法用量］水煎 9～10g。

［使用注意］脾胃虚寒，少食便溏者，不宜服用。

［重审十八反］

作者于 1990 年 10 月 7 日，取玄参 15g，藜芦 5g，加水 250ml，加热煎沸，浓缩至 150ml，取出药液重煎一次，将 2 次液混合，分两日顿服 50ml。服后无毒性反应，可合用。

玄参苦寒，能凉血养阴，生津止渴，清热解毒。藜芦治涌吐风痰，疮疡，亦能生津。二药同用效力尤速，和津快而不吐，唾液增多，口淡，胃内微有发热和蠕动感，于 5～10 分钟消失，大小便无改变，血压正常，体温未改变，精神尚好。二药合用确能生津除烦，生液而不吐，养阴清热，消肿散结。

［临床效果］

玄参、藜芦按《神农本草经》的大剂量同煎服后，未发现毒性反应。现已临床验证 208 例，其中男性 96 例，女性 112 例；1 月～6 岁 2 例，7～20 岁 36 例，21～40 岁 52 例，41～60 岁 72 例，60 岁以上 40 例。服后未见不良反应。

［合用验证］

玄参、藜芦同用，功能清热凉血，养阴生津。若温热病，热邪进入营分，烦热口渴，热逼心包，常与生地黄、麦门冬等配伍，如自拟生津汤，可清热凉血，养阴生津。若治三消证，上消口渴多饮，咽干舌燥，小便频数，舌质绛红，脉数，常与玉泉丸同用，可生津缩尿。

用治咽喉肿痛，痰核瘰疬，痈疽肿毒，中风喉痹痰壅，二药常与海藻、芫花、南星、川乌、半夏、甘草等配伍。治咽喉肿痛，常与薄荷、桔梗、大青叶、牛蒡子等配伍。治瘰疬疮疡，常与白芷、花粉等配伍，治中风痰壅，常与防风、僵蚕、海藻、甘草、全蝎等配伍，效果尤佳。

［同用剂量］玄参 10～15g，藜芦 3～5g。

［使用说明］外用适量。

苦　参

为豆科植物苦参 Sophora flarescens Ait. 的干燥根。我国南北各地均产，春秋两季采挖，除去头芦、须根，切片晒干用。

［处方用名］苦参、苦参片。

［性味归经］味苦，性寒。归心、肝、胃、大肠、膀胱经。

［药物功效］杀虫，清热燥湿，利尿消肿。

［临床应用］

1. 用治湿热蕴结，泻痢便血。若治湿热蕴结于肝胆所致的黄疸，常与栀子、龙胆草、柴胡、黄芩、海藻、熟地黄、金钱草等配伍。若治湿热泻痢，常与葛根、黄芩、黄连、木瓜等配伍，如葛根芩连汤加味。治便血、痔血，常与生地黄、荆芥炭、防风炭、地榆炭、侧柏炭、槐花等配伍。

2. 用治疥癣麻风，湿热疮毒，疱疹，常与苍术、大黄、杏仁、大风子等同用，如苦枫丸，可内服外洗。用治白带阴痒，常与蛇床子、地肤子、黄柏等配伍用，以清热燥湿，杀虫止痒。

3. 本品清热利湿，使湿随尿出，治湿热郁蒸，黄疸尿赤，常与龙胆草、栀子、牛胆汁、玄参、黄芩等配伍，如谷疸丸。《金匮要略》治妊娠小便不利，本品与当归、贝母等配伍，即当归贝母苦参丸。治湿热内蕴，小便不利，常与猪苓、泽泻、木通等配伍。

［文献资料］

《神农本草经》："主腹气结，癥瘕积聚，黄疸，溺有余沥，逐水，除痈肿。"

《名医别录》："除伏热肠澼，止渴，醒酒，小便黄赤，疗恶疮，下部蜃痒。"

《药性论》："赤癞眉脱。"

《本草纲目》："治肠风下血，并热痢。燥湿利尿。"

［现代研究］

本品含苦参碱，氧化苦参碱，金雀花碱，多种生物碱及黄酮类。

苦参对结核杆菌、金黄色葡萄球菌、痢疾杆菌、多种皮肤真菌和阴道滴虫有抑制作用。本品抗滴虫作用与蛇床子相近；有利尿作用，能显著增加尿道中氯化钠的排出；对心律不齐，呼吸喘促有明显控制作用；能升高白细胞；对某些移植肿瘤有一定抑制作用。

［用法用量］内服 3～10g。外用可与其他药物配伍。

［使用注意］脾胃虚寒者忌用。

［重审十八反］

苦参苦寒，藜芦辛苦寒，二药皆有苦寒之性，归肝胃之经。作者于 1990 年 10 月 10 日，取苦参 10g，藜芦 5g，加水 250ml，煎至 150ml，取出药液，重煎一次，混合后分两日顿服，每次 50ml，胃肠无不良反应。

苦参、藜芦同煎服，味苦微有麻味，尿量增多，二药可清热利湿，燥湿利尿，疗疮止痒，治麻风、疥癣、浅表性湿热疮疡、妇人白带阴痒等症。

［临床效果］

对苦参、藜芦尝试后，在临床上已用 204 例，其中男性 112 例，女性 92 例；1 月～6 岁 28 例，7～20 岁 32 例，21～40 岁 76 例，41～60 岁 48 例，60 岁以上 20 例。苦参、藜芦与其他相应的方药配伍，无毒性反应，颇有疗效。

［合用验证］

在临床上苦参、藜芦治湿热疮疡、皮肤湿疹、浅表性疮疡、皮肤瘙痒，常与苍术、大风子、杏仁、黄柏等配伍。治白带阴痒，常与重楼、杏仁、蛇床子、地肤子、黄柏、黄芩、白芷、槟榔等配伍，内服外加擦洗，收效甚捷。若夏秋季暑湿困脾，或饮食不洁所致的腹泻一天 3～5 次。发热腹痛，心烦口渴，舌苔黄腻，脉滑数，常与黄芩、马齿苋、穿心莲、苍术、藿香、厚朴、滑石、半夏、茯苓、甘草等配伍，即藿朴夏苓汤和六一散。若夹食滞，泻下不爽，腹痛拒按者，采取反治法，通因通用，再加枳实、熟大黄，以清热导滞。若寒湿入侵，引起脾胃功能失调，粪便清稀，发热头痛，肢体酸楚，脉浮苔白，与藿香正气散同用，以解表散寒，芳香化浊。湿邪重浊者，加苍术、木香，以助燥湿健脾。

　　［同用剂量］苦参 5～10g，藜芦 3～5g。

　　［使用说明］胃寒若有呕吐症状者慎用。

白　芍

　　毛茛科多年生草本植物芍药 Paeonia lactiflora Pall. 的干燥根。主产于浙江、四川、安徽、山东、江苏、贵州、湖南、湖北、甘肃、陕西、河南、云南等地。全国各地均有栽培。立秋前后采挖，多用栽培 3～4 年者，除去根头、泥土，刮去外皮，入沸水中煮至无硬心，晒干。一般生用，或用白酒、醋炒制成酒芍、醋芍入药。

　　［处方用名］白芍、大白芍、炒白芍、杭白芍。

　　［性味归经］味苦、酸，性微寒。归肝、脾经。

　　［药物功效］养血敛阴，柔肝止痛，平抑肝阳。

　　［临床应用］

　　1. 用治面色萎黄无华，月经不调，自汗或盗汗。本品能养血敛阴，补其虚损，调经敛汗。对血虚所致的面色萎黄，心悸乏力，懒言，常与当归、黄芪、熟地黄、何首乌等配伍，如补血汤。治月经无定期，崩漏量多，淋漓不止，常以四物汤为主方，加山萸肉、阿胶、藕节、茜草等，以固经止痛，治崩漏。若营卫不和，常与桂枝、大枣、生姜、甘草等配伍。若外感表虚自汗，常与生地黄、麦门冬、五味子、牡蛎等配伍，敛阴止汗尤佳。

2. 用治肝气不舒、胁肋作痛、腹痛、四肢痉挛作痛，气郁，精神不爽。本品能柔肝止痛，缓急开郁，常与当归、郁金、柴胡、薄荷等配伍。治血虚所致肝火旺盛，气郁不舒，胁肋作痛，如逍遥散。若血虚所致肝脾失调，脘腹作痛，消化不良，肝血不足，四肢酸痛，常与甘草、防风、白术、陈皮、木香等配伍。

3. 若肝阳上亢所致头痛头晕、耳鸣、眼花、手足麻木，常与牡蛎、珍珠、牛膝、夏枯草等配伍，如平肝息风汤。亦可用镇肝风汤。

[文献资料]

《神农本草经》："主邪气腹痛，除痹，破坚积，寒热泻痢，止痛，利小便，益气。"

《本草纲目》："止下痢腹痛后重。"

《本草备要》："补血泻肝，益脾，敛肝阴，治血虚之腹痛。"

《本草正义》："补血，益肝脾真阳，而收摄脾气之散乱，肝气之恣横，则白芍也；逐血导瘀破积，则赤芍也。故益阴养血，滋润肝脾，皆用白芍；活血行滞，宣化疡毒，皆用赤芍。"

[现代研究]

白芍含芍药苷、牡丹酚、苯甲酸、挥发油、鞣质、树脂肪、谷甾醇、三萜类等。白芍药理作用与赤芍作用相似，所含芍药苷有较好的解痉、镇痛、镇静、抗惊厥、降压、解热、消炎、抗溃疡等作用。白芍水煎剂，对志贺氏痢疾杆菌、溶血性链球菌有较强的抑制作用。对葡萄球菌、绿脓杆菌、伤寒杆菌、肺炎双球菌、多种皮肤真菌以及京科 68-1 病菌、疱疹病菌等均有抑制作用。

[用法用量] 9～18g。大剂量30g。

[使用注意] 阳衰虚寒之证，不宜单独使用。

芍药一药，最早载于《神农本草经》，陶弘景对本草进行分类，开始分赤芍、白芍两种，但未分用。成无己说："白补而赤泻，白收而赤散。"后世医家才分别应用。

[重审十八反]

古书载芍药反藜芦，作者于 1990 年 10 月 15 日，取白芍15g，藜芦 5g，和水 250ml，煎至 150ml，取出药液，重煎一次，混合后，分 2 日顿服，每次 50ml。白芍酸涩收敛，藜芦涌散，二药同煎服，收散结合，胃肠无刺激征，一切如常，无毒性反应。

本品赤白二种，赤芍疏肝解郁，白芍柔肝抑阳。藜芦涌而生津。二药合用，性味纯和而淡，唾液增多，精神尚好，二药收散结合，收而不敛，散而不乱。对肝郁气滞，气血瘀结，胁下结块等症；妇人月经量少，或经闭等症；肝阴不足所致的阴虚阳亢等症，以及头昏、头痛、盗汗、表虚自汗、胸胁疼痛等有协同之功效。用 40 只小白鼠以成人每千克用药量计算的 80倍进行最大耐受量口服、腹腔注射，无一只小白鼠死亡，观察两周一切如常。

[临床效果]

自身尝试后，临床已应用 740 例，其中男性 364 例，女性376 例，1 月~6 岁 148 例，7~20 岁 68 例，21~40 岁 172 例，41~60 岁 248 例，60 岁以上 104 例。与其他方药配伍，无毒性反应，颇有疗效。

[合用验证]

若治肝阴不足，视物模糊、干涩、夜盲、血不养筋的肌肉挛急作痛，常与生地黄、石决明、女贞子等配伍，以养阴平肝，解痉止痛。治肝阳上亢所致的头昏头痛、耳鸣、烦躁易怒等症，常与生地黄、白芍、女贞子、旱莲草、龟板、鳖甲、天麻、白蒺藜、珍珠母、牡蛎等配伍，以平肝息风。若口苦咽干，目眩，寒热往来，常与小柴胡汤同用。若泄泻腹痛，里急后重，下痢失水等症，常与木香、黄连、苍术、白术、防己等配伍。治外感风寒，与桂枝、生姜、大枣、甘草、粉葛等配伍，即桂枝汤加味。治表虚自汗、阴虚盗汗常与生地黄、麦门冬、牡蛎、五味子等配伍。

［同用剂量］白芍 10～15g。藜芦 3～5g。

［使用说明］经自身尝试和临床验证，可以合用。

细　辛

为马兜铃科多年生草本植物北细辛 Asarum heteratropoides Fr. var. mandshuricum（Maxim.）Kitag. 和华细辛 Asarum sieboldii Miq. 的干燥全草。主产于辽宁、吉林、陕西等地。夏季采收，除去泥土，阴干切段生用。

［处方用名］细辛、北细辛、炙细辛。

［性味归经］味辛，性温。归心、肺、肾经。

［药物功效］祛风散寒，通窍止痛，温肺化饮。

［临床应用］

1. 用治阳虚外感，寒邪入里之无汗恶寒发热，脉沉等症，常与麻黄、附子等配伍，如麻黄附子汤，可温经散寒。若外感风寒，头痛身痛，鼻塞，常与羌活、防风、荆芥、白芷、川芎等配伍，以祛风散寒，温经止痛，如九味羌活汤。

2. 用治风湿痹痛，肢节冷痛，常与藁本、白芷等配伍。若胃火牙痛，常与生半夏、生南星、生草乌研末，白酒浸泡，涂搽患处，麻醉止痛。

3. 本品能温肺散寒，下气除痰，化饮。治寒邪犯肺，寒痰停饮所致的气喘咳嗽，痰多清稀之症，常与干姜、麻黄、五味子、半夏等配伍，如小青龙汤。

［文献资料］

《神农本草经》："主咳逆上气，头痛脑动，百节拘挛，风湿痹痛，死肌。"

《名医别录》："下气破痰……鼻不闻香臭，不出汗。"

《本草纲目》："辛温能散，故诸风寒湿，头痛痰饮……宜用之。"

《本草别录》："若单用末，不可过半钱正，多则气闷塞，不通则死。"

[现代研究]

两种细辛均含挥发油。辽细辛含挥发油3%，其中主要成分两药基本相同，主要为甲基丁香酚、黄樟脑油、β-蒎烯、优葛缕酮、酚性物质等。挥发油有解热、镇痛及局部麻醉作用。

北细辛水浸剂或醇浸剂，能阻断坐骨神经的冲动传导。在鼠皮丘试验中，有浸润麻醉效力，但煎剂无效。其挥发油尚有表面麻醉作用，解热镇痛效果与氨基比林相似。对溶血性链球菌、伤寒杆菌、痢疾杆菌、结核杆菌有抑制作用。北细辛挥发油作动物试验，先是兴奋，继则陷于麻痹状态，终因呼吸麻痹而死亡。动物试验，细辛浸剂能降低血压，煎剂有升压作用，对心肌、平滑肌有较强的抑制作用。

临床报道，本品制糊剂，可治疗阿弗他口腔炎；用细辛醇提取液，作牙科止痛，局部麻醉有效。

[用法用量] 1.5～3g。外用适量。蜜炙品可减少辛散之性，增加润肺止咳作用。

[使用注意] 细辛，辛温燥烈，易耗散正气，有一定的毒性，故气虚多汗，阴虚阳亢头痛，肺燥阴伤所致的干咳少痰，均应忌用。古有重则二钱，轻则五分之说，慎守剂量。

[重审十八反]

细辛本属辛散温行之品，性烈通窍，藜芦宣发涌泄。作者于1990年10月30日，取北细辛5g，藜芦5g，清水250ml，煎至150ml，取液后，再煎一次。日服3次，每次50ml，连服2日，芬香气浓，口内有微麻感，胃肠无异常反应，呼吸通畅，全身舒适，一切如常。以40只小白鼠作毒性试验，无一只死亡，活动如常（用药量按成人每千克80倍计算）。

二药同煎服后，味微辛，芳香浓厚，闻后有醒脑通窍，兴奋神经的感觉。有宣肺止咳，疏风散寒，祛痰化饮之功效。可治气喘痰饮。对外感风寒头痛，鼻渊鼻塞和风寒外感或阳虚外感症，痰饮喘咳等症，均可应用，颇见良效。藜芦涌而不散，散而不伤其津。

[临床效果]

经尝试后，在临床上已验证 888 例，其中男性 460 例，女性 428 例；1 月~6 岁 172 例，7~20 岁 116 例，21~40 岁 212 例，41~60 岁 280 例，60 岁以上 108 例。藜芦、细辛与其他方药配伍，无毒性反应。

[合用验证]

细辛、藜芦在临床上用治外感风寒，头痛身痛，寒湿痹痛，形寒无汗常与羌活、防风、苍术、白芷、荆芥等配伍。若治阳虚外感，恶寒发热，无汗口微渴，常与麻黄、附子等配伍，以温经散寒，止痛除痹。治寒湿痹痛，常与肾着汤同用。若治风寒湿痹，游走窜痛，肢节冷痛，常与独活寄生汤同用。治中风不语，喉痹不通，痰涎壅塞，常与天南星、半夏、川乌、礞石等配伍。治外感风寒所致的咳嗽，寒湿壅肺，陈寒入肺，喘不能卧，咳痰清稀或心悸，肺燥伤阴，津不布肺，常与治喘汤合用，以润燥止咳，祛痰逐饮。《本草纲目》："藜芦吐风痰也。"

[同用剂量] 细辛 3~5g，藜芦 3~5g。

[使用说明] 气虚多汗者慎用。细辛、藜芦通过临床验证，可以合用。

藜　芦

为百合科多年生草本植物藜芦 Veratrum nigrum L. 的干燥根，主产于山西、河北、河南、山东、辽宁等地。夏季出花茎前，采挖根部，除去地上部分，洗净晒干。

[处方用名] 藜芦、黑藜芦。

[性味归经] 味辛、苦，性寒。有大毒。归肺、胃、肝经。

[药物功效] 催吐祛痰，外用杀虫。

［临床应用］

1. 中风、癫痫、喉痹、痰壅。本品宣壅导滞，故可用治风痰壅塞所致的中风不语，喉痹不通，癫痫等症。如《经验方》配郁金为末，温浆水服探吐，治诸风痰饮。治中风不语，痰涎壅盛，喉中痰鸣，口吐涎沫，常与南星等配伍。本品有涌吐痰涎毒物之功，常与瓜蒂、防风等配伍，如《儒门事亲》三圣散。本品毒性剧烈，服后如因剂量过大，使人烦闷呕逆，大损津液，偶作急救之用方可。

2. 疥癣秃疮。本品捣细为末，以生猪油调之，可杀虫、疗痒、止痛，治疥疮。《肘后方》以腊月猪油调成软膏，涂治白秃虫疮。《仁斋诸方》以藜芦为末掺之，治头部生虮虱。

本品毒性猛烈，多用于农业杀虫剂、兽医催吐用药。

［文献资料］

《神农本草经》："主蛊毒咳逆，泄痢肠澼，头疡疥瘙恶疮，杀诸虫毒。"

《嘉祐本草》："吐上膈曲涎，暗风痛病，小儿鼻齆痰疾。"

《本草纲目》："吐药不一，常山吐疟痰，瓜蒂吐热痰……藜芦则吐风痰也。"

［现代研究］

藜芦根茎含芥芬胺、假芥芬胺、玉红芥芬胺、秋水仙碱及藜芦酰花碱等生物碱。各碱均有明显的降低血压的作用。因毒性过大，临床上很少应用。过量易于中毒，轻者眩晕、剧吐，重者便血，血压下降，心律不齐，震颤痉挛，失明，甚至呼吸停止而死亡。其原理是由于颈动脉窦及心肺感受区，经窦神经及迷走传入纤维反射性抑制血管运动中枢，引起血压下降。黑藜芦浸出液，半数致死量为 $1.78 \pm 0.38/kg$。对口鼻眼黏膜都有刺激作用，主要影响横纹肌，一般死于呼吸停止。

［用法用量］煎服 1.5～3g。宜作丸散。研末服 0.3～0.6g。外用适量，服葱汤可以解毒。

［使用注意］体虚气弱者慎服。反细辛、芍药、人参、沙

参、丹参、苦参、玄参，经自身尝试，可以合用，效果尤佳。

[重审十八反]

藜芦，可吐风痰。但涌不等于吐，涌即体液上逆，如唾液增多。通过自身尝试和临床应用，藜芦与人参、沙参、丹参、苦参、玄参、芍药、北细辛等分别煎服和临床应用，随证和其他方药配伍，辨证准确，用药适当，无毒性反应，通过验证颇见奇效。

通过试验和临床考证，藜芦与人参煎服，益气生津，补而不敛。藜芦与沙参煎服，养阴润肺，生津益燥，逐饮。藜芦与丹参煎服，清心除烦，化瘀生肌，去陈生新。藜芦与玄参煎服，治热邪入营，烦热口渴，养阴生津，解毒利咽喉。藜芦与苦参煎服，治湿热下痢，疥癣麻风，痈疡，瘙痒。藜芦与芍药煎服，可柔肝止痛，治黄疸、自汗、盗汗，收敛结合，敛而不收，散而不发。藜芦与细辛同用，功效从速，祛风散寒，通窍治痹，温肺逐饮。二药与其他方药配伍，疗效较捷。

[临床效果]

经诸参、细辛、芍药与藜芦的尝试，在临床上应用共2780例，其中男性1384例，女性1396例；1月~6岁416例，7~20岁340例，21~40岁712例，41~60岁912例，60岁以上400例。经临床验证，全无毒性反应。

[合用验证]

在临床上，若脾虚胃弱，倦怠乏力，消化不良，食欲不振，面黄肌瘦，中气空虚，气短懒言，津液不足，常与补中益气疡合用。若口苦咽干，目眩，寒热往来，常与小柴胡汤合用。若多饮多尿，口渴难止，即三消证之上消，常与自拟生津汤合用。若热伤肺阴，咽干口渴，燥咳少痰，常与沙参麦门冬汤合用。若寒邪入肺，咳嗽气喘，痰多清稀，常与小青龙汤合用。若治湿热疥疮，皮肤瘙痒，白带阴痒，常与苦枫丸、三黄散合用。治肝阳上亢，头昏头痛，耳鸣，烦躁易怒，常与天麻钩藤饮合用。若风寒客表，水饮内停，咳嗽气喘痰鸣，鼻翼扇动，常与自拟治喘汤合用，止咳平喘，祛痰逐饮，颇见疗效。用昆明一级小白鼠40只作毒性试验，无一只死亡，尸检未见生理变化。

［同用剂量］合用3～5g。

［使用说明］

孕妇忌服。可与诸参、细辛、芍药合用。

第二节　川乌类

川乌反白及、白蔹、半夏、瓜蒌、贝母的尝试与验证，除各药在长期的临床应用、经验总结有肯定的功效外，现将白及与川乌、白蔹与制川乌、半夏与川乌、瓜蒌与川乌、贝母与川乌等分别进行尝试和审查，了解合用的性味归经，功效和对症治疗的效果，并作了记录性的考核，确无毒性反应。并自拟"反攻法"，寒因寒用，通因通用，热因热用，敛散结合，取得了肯定的疗效。如白及止血，白蔹去陈生新，随证合用了川乌或草乌、乌头可走窜追风，温经散寒，经络得温煦，气血平和，即可去陈生新而愈。

白　及

为兰科多年生草本植物白及 Bletilla seriata（Thunb.）Reichb. f. 的地下块茎。产于贵州、四川、湖南、浙江等地。夏秋季节苗枯前采挖，陈去残茎及须根，洗净入沸水煮至内心无白心，除去粗皮，切片晒干。

［处方用名］白及、白鸡儿、地螺丝。

［性味归经］味苦、甘、涩，性微寒。入肺、胃经。

［药物功效］收敛止血，消肿生肌。

［临床应用］

1. 本品用治咯血、吐血、衄血，外伤出血。白及质枯而涩，为收敛止血之良药。益肺胃，消肿生肌，故为肺胃损伤所引起的咳血、吐血的佳品。内出血，可单用水煎服，也可单用为末，或用米汤、开水调服。如治肺痨咳血，常与阿胶、生地黄、藕节等配伍，以滋阴凉血、止血，即白及枇杷丸。治肺阴不足，痨嗽咳血，本品与川贝、百合、薏苡仁、茯苓配伍，如白及汤治肺阴咳血。对胃痛吐酸，呕血，胃火偏盛，常与黄连、大黄配伍，即白及大黄粉。本品与儿茶、阿胶、云南白药等量研末，制成止血散，治胃痛呕血，止血效果颇佳。对外伤出血，可单用或配伍龙骨、牡蛎、石膏研末外敷。

2. 用于疮疡肿痛，手足皲裂。疮痈初起未溃，常与金银花、天花粉、乳香等配伍，以解毒消肿，如内消散。若皮肤皲裂、肛裂，可单用研末，以麻油调涂，或用凡士林制成的白及软膏，涂治皮裂、肛裂也有效果。

［文献资料］

《神农本草经》："主痈肿恶疮败疽，伤阴死肌，胃中邪气，贼风……痱缓不败。"

《唐本草》："手足皲折，嚼缓涂之。"

《滇南本草》："治劳伤肺气，补肺虚，止咳嗽，消肺痨吐血，收敛肺气。"

《本草纲目》："白及性涩而收，得金之令，故能入肺止血，生肌治疮。"

［现代研究］

现代临床上，常用本品治空洞型肺结核咯血、支气管扩张咯血、肺脓疡咳血、胃及十二指肠溃疡出血有效。本品含淀粉、葡萄糖、挥发油、黏液质，有良好的止血作用，可显著缩短凝血及凝血酶原时间，加速细胞的沉淀率。这物理性原理与本品的胶质状有关。白及液注入蛙下腔静脉后，可见末梢血管内红细胞凝集，形成人工血栓，从而有修补血管缺损的作用，而不致阻塞血管内的血流。白及对组织的局部反应很小，所形成的血栓一周内自然吸收。对胃及十二指肠穿孔也有较好的堵塞作用，对结核杆菌有较强的抑制作用，对革兰氏阳性菌也有一定的抑制作用，对百日咳杆菌的内毒素有一定的对抗作用。白及胶质能促进家兔创面肉芽生长，伤口愈合。

［用法用量］煎服9～15g。研末服，每次2～5g。外用适量，研末外敷或调涂。

［使用注意］经尝试验证，无不良反应。

［重审十八反］

白及味甘、涩，性微寒。归肺胃经。川乌味辛、苦，性热，归心、肝、脾经，有大毒，不能生用。作者于1990年9月12日，取白及15g，川乌9g，加水250ml，煎至150ml，取出药液重煎一次，总量分2日顿服，每次服50ml。二药同煎服后，无毒性反应。

经二药尝试，服3次时，感到全身轻扬，心情愉快，药味淡，无胃肠刺激反应。白及止血消肿，收敛生肌，川乌温经散寒，祛风止痛的功效，中医学以热则行，行则通，通则痛止的特点，二药配伍，有温经散寒，寒散以能止血，寒热平衡肌体得温煦，失血乃止。以家犬口服最大耐受量后一切如常。

［临床效果］

本品经尝试后，在临床上已验证1503例，其中1月～6岁66例，7～20岁177例，21～40岁543例，41～60岁465例，60岁以上252例。二药与其他方药配伍，无毒性反应，颇有疗效。

［合用验证］

白及与川乌配伍，可用于血流不畅，瘀血阻滞，跌打损伤，血瘀肿痛，胸胁疼痛，月经量多，痛经，产后恶阻腹痛等症。治跌打损伤，气血瘀阻，常与活血止痛汤合用。血瘀气滞的胸痛、肋痛、头痛，常与桃红四物汤合用。经行腹痛，产后恶露不行，小腹剧痛，常与失笑散合用。活血祛瘀，疏肝解郁，理气止痛，常与血府逐瘀汤合用。妇人子宫虚寒，经行量少，周期延长，经行不畅，并夹有紫瘀块，小腹隐痛，喜热喜按，四肢不温，舌淡，脉沉细，常与暖宫汤合用，以温经散寒，祛瘀生新。

［同用剂量］川乌5～10g，白及10～15g。

[使用说明]

川乌辛热有毒，根据病情慎守剂量。

炮制：生白及，取净白及清炒、麸炒、土炒，炒至色黄气香为度。据临床应用验证：白及与乌头可以合用。

半　夏

为天南星科多年生草本植物半夏 Pinellia ternata（Thunb.）Breit. 的干燥块茎。全国各地均有分布。主产四川、湖北、安徽、江苏、河南、浙江等地。四川产量最大，质量最好。秋季采挖，洗净泥土，除去外皮，晒干或烘干。生用较少，炮制方法各有不同。如有法半夏、姜半夏、清半夏等炮制品。

[处方用名] 半夏、制半夏、清半夏、姜半夏、法半夏、半夏曲、生半夏、竹沥半夏。

[性味归经] 味辛，性温，有毒。归脾、胃经。

[药物功效] 燥湿化痰，降逆止呕，消痞散结。清半夏偏于化湿痰，姜半夏偏于止呕和胃。

[临床应用]

1. 半夏辛温燥散，为治疗湿痰咳嗽的要药。治咳嗽气喘，胸胁胀满，常与苏子、莱菔子配伍，共奏温肺祛痰，降气平喘之功效。治寒咳嗽，常与生姜、细辛配伍。湿痰咳嗽，常与橘皮、茯苓配伍。治热痰咳嗽，常与黄芩、瓜蒌配伍。治胃中停饮，呕吐不渴，如小半夏汤伍生姜。治胃热呕逆，常与清热泄火药合用，如黄连橘皮竹茹半夏汤，妊娠呕吐亦可应用。

2. 燥湿化痰，理气和中。代表方如二陈汤。若脾湿生痰，肝风内动，致风痰头痛头晕，胸腹胀满不适，苔腻脉滑者，常与天麻、白术、茯苓、橘红配伍，以健脾燥湿，化痰息风，如半夏天麻白术汤。如与干姜、麻黄、桂枝、细辛配伍，有温化寒痰，止咳平喘之功，如小青龙汤。若与南星、瓜蒌、黄芩、胆南星配伍，可治痰热犯肺，咳黏黄痰，如清气化痰饮。若痰热互结所致的胸脘痞满，常与瓜蒌、黄连配伍，如小陷胸汤。

3. 痈疽瘰疬，梅核气症。本品燥湿散结消痞，故可用治痈疽发背、乳疮。《肘后方》用生半夏末和鸡子白调涂，以消肿散结；用治瘰疬痰核，常与海藻、贝母、昆布、白芷等配伍，以增强化痰散结软坚的功效。开胸和胃，常与厚朴、苏子、生姜等配伍。

4. 本品能燥湿和胃，对胃气不和，卧不能安者，常与粳米配伍，即《灵枢》半夏粳米汤。本品散结降浊，通肠和胃，与补火助阳的硫黄配伍，即《局方》半硫丸。还可用于治老人虚冷便秘或寒温之泻。

5. 半夏因炮制方法不同，亦有不同的效果。法半夏长于燥湿健脾，清半夏长于燥湿化痰，姜半夏偏于降逆止呕，竹沥半夏主清热化痰，半夏曲主化痰消食，仙半夏药性和平，适用于痰湿轻症；青盐半夏燥性大减，多用于湿痰兼阴虚者，在临床上随证用之。

［文献资料］

《神农本草经》："主伤寒寒热，心下坚，胸胀，咳逆，头眩，咽喉肿痛，肠鸣下气，止汗。"

《药性本草》："消痰下肺气，开胃健脾，止呕吐，治胸中痰满。生者摩痈肿，除瘤瘿气。"

张元素："半夏，热痰佐以黄芩，风痰佐以南星，寒痰佐以干姜，痰痞佐以陈皮、白术。"

张寿颐："半夏味辛，辛能泄散，而多涎甚滑，则又速降，……此物之长，全在于开鲜滑降四字。"

［现代研究］

半夏含挥发油，β-谷甾醇、淀粉、烟碱、生物碱、黏液质、天门冬氨酸、谷氨酸、精氨酸及类似原白头翁素刺激皮肤的物质等。

动物口服半夏或静注煎剂，均有明显的镇咳作用，还能使唾液分泌增加，对咽肿痛、吞咽不适者有缓和作用。对矽肺的进展有抑制作用。鸽、犬口服各种半夏制剂，均有一定的止咳作用，还有镇静作用。有效成分为生物碱，所含葡萄糖醛酸的衍生物，有显著的解毒作用，可使士的宁对小鼠半数致死量的值升高，对乙酰胆碱也有解毒作用。生半夏有毒，可使舌、口腔、咽喉部麻木肿痛、流涎、呕吐，张口困难，严重者可窒息。此有毒成分被白矾所消除，加姜也可破坏，加姜汁破坏尤佳。

[用法用量] 3～10g。外用适量调涂。

[使用注意] 本品辛温性燥，对阴虚燥咳、伤津口渴、血虚者慎用。反乌之说，妊娠禁用，但从古今临床证明，本品对妊娠呕吐的治疗有肯定的疗效。生半夏有毒，经炮制后方可入药。

[重审十八反]

清半夏有毒，辛温，归脾胃肺经。川乌有大毒，辛苦热，归心肝脾经。二药同属辛温之品。作者于1990年9月18日，取制半夏15g，川乌9g，加水250ml，加热浓缩至150ml，取出药液，照样煎一次，将两次药液混合，分2日顿服，每次50ml。经两日连服后，一切如常，无毒性反应。用40只昆明小白鼠以成人每千克用药量计算，为成人用量的80倍口服、注射，未见不良反应。

半夏与川乌相反，早在《神农本草经》中有记载，通过漫长的天时地利关系，植物的基质变化，人类的进步，有药与个体不尽适应和适应的关系。二药尝试后，觉得气香，味微淡，胃肠无刺激征象，神志无改变，二便正常。经临床验证，半夏能燥湿化痰，降逆止呕，消结软坚。川乌确能止痛温经，祛风胜湿，"湿胜生痰"。而川乌可治风寒湿痹，痹阻不通。半夏川乌皆热，热则行散，散则自通，通则气和，和则呕止。经验证明："二药生用有毒，经过炮制后，药性虽烈，互用功大，在临床上颇有奇效，将相配合，辨证用之。"

[临床效果]

半夏与川乌合用，通过自身尝试，在临床上已应用1416

例，其中男性 573 例，女性 843 例；1 月～6 岁 96 例，7～20 岁 195 例，21～40 岁 330 例，41～60 岁 519 例，60 岁以上 276 例。本品与其他方药配伍，无毒性反应。

［合用验证］

法半夏辛温，燥湿化痰，消痞散结。川乌辛热，温经散寒，祛风除湿。二药同用，辛温以散，湿去痰消。化痰止咳，常用温化寒痰和清化热痰两类。有排除呼吸道内异常分泌物和润滑气管，保护咽喉、气管、支气管黏膜的作用，并减轻炎症刺激所引起的咳嗽反射。二药皆属温性，多用于寒痰、湿痰之症。常与二陈汤、枳桔二陈汤、小青龙汤、清气化痰丸合用。对支气管炎、哮喘、风寒咳嗽，有燥湿化痰，平喘止咳，解表化饮之功效，对咳嗽胸痛等症，颇见奇效。

［同用剂量］半夏 9～15g，川乌 5～10g。

［使用说明］生半夏、生川乌有毒，外用适量。内服均用炮制品，如法半夏、半夏曲、姜半夏，可直接入药。半夏与川乌、草乌可合用。

瓜 蒌

为葫芦科多年生草质藤本植物栝楼 Trichosanthes kirilowii Maxim. 和双边栝楼 Trichosanthes rosthornii Harms 的干燥成熟果实。我国南北各地均产。秋季果实成熟时连柄剪下，悬挂晾干，然后去柄，洗净，置蒸笼内蒸至稍软，压扁节切块入药。或将壳与种子分别生用、炒用。瓜蒌子压榨去油后，称全瓜蒌霜，亦入药。

［处方用名］全瓜蒌、瓜蒌皮、瓜蒌、瓜蒌子、瓜蒌霜。

［性味归经］味甘，性寒。归肺、胃、大肠经。

［药物功效］清热化痰，利气宽胸，滑肠通便，散结消肿。

［临床应用］

1. 用治痰热所致的咳嗽，痰黄黏稠，不易咳出等证。本品甘寒滑润，清热化痰，润肺下气，故可用治痰热交阻，肺火清肃，痰黄黏稠，咳痰不利，舌质红，苔黄腻的痰热咳嗽之症，常与黄芩、枳实、胆星等配伍，如清气化痰丸。

2. 用治痰热互结，胸胁痞满疼痛的结胸症。本品既能涤痰导滞，又能宽胸利气，故可用治胸阳不振，气滞痰阻所致的胸痛彻背，咳唾短气的胸痹症，常与黄连、半夏汤合用。与薤白、半夏、白酒同用，以通阳散结，行气祛痰，如瓜蒌薤白白酒汤，瓜蒌薤白半夏汤，现代多用治冠心病心绞痛。

3. 用治乳痈、肺痈、肠痈肿痛等症。本品清热化痰，导滞通便，散结消肿，故可用治痰火郁肺所致的肺痈吐逐，常与芦根、桃仁、薏苡仁、冬瓜仁、瓜蒌子配伍。治肝胃气阻，痰火壅络所致的乳痈，常与牛蒡子、金银花、天花粉、青皮、山甲片、地丁等配伍，如瓜蒌牛蒡汤。与蒲公英、乳香等配伍，共奏解毒消肿止痛之功。治火毒蕴结所致肠痈肿毒疼痛，常与牡丹皮、薏苡仁、桃仁、大黄配伍，如《千金方》牡丹皮散。

4. 用治肠燥便秘。瓜蒌子质润多油，善涤痰垢，消积滞，有润肠通便之功，常与火麻仁、郁李仁配伍。治食滞便秘，常与山楂、神曲、半夏等配伍，可消食导滞。

瓜蒌，古代使用不分皮子，后世始分瓜蒌子和瓜蒌皮。瓜蒌子偏于润燥化痰，散结消肿，润肠通便；瓜蒌皮偏于消肺化痰，利气宽胸；全瓜蒌兼有两种功效。

［文献资料］

《本草别录》："主胸痹。"

《本草图经》："主消渴。"

成无己："通胸中郁热。"

《品汇精要》："消结痰，散痈毒。"

《本草纲目》："……能降上焦之火，导痰浊下行，故结胸胸痹非此不治。"

［现代研究］

瓜蒌果实含三萜皂苷、有机酸、树脂、糖类和色素等。另外，瓜蒌对大肠杆菌、痢疾杆菌、变形杆菌、伤寒杆菌、副伤寒杆菌、绿脓杆菌、霍乱弧菌及某些皮肤真菌有不同程度的抑制作用，煎剂及醇液剂对癌细胞有一定的抑制作用。60%醇浸剂体外作用最好。瓜蒌皮较瓜蒌子作用好。动物实验，瓜蒌有显著增加冠状动脉流量作用，并有降血脂作用。

［用法用量］全瓜蒌用12~30g，瓜蒌皮6~12g，瓜蒌子10~15g。

［使用注意］寒饮和脾虚便溏者慎用。

［重审十八反］

瓜蒌和乌头在临床上合用有肯定的疗效。但因瓜蒌反乌头这个问题迟迟未能得到解决，人们不敢应用，对有关疾病的用药相应受到限制。作者于1990年9月20日，取全瓜蒌15g，川乌9g，加水250ml，文火浓缩至150ml，取出药液照样重煎一次，连服2日，顿服50ml，无毒性反应。经小白鼠最大耐受量灌胃，48小时内未见毒性反应。

瓜蒌和川乌同时煎服，味淡微甜，胃肠无刺激征，呼吸通畅，大小便正常，神志如常。瓜蒌能宽胸散结，治热郁冲胸，胸痹。川乌温经止痛，祛风除湿，二药在临床上与其他方药同用，可祛痰化饮，通经散结，消肿除痹，对痈疡肿毒颇有疗效。如风寒湿痹，关节疼痛，常与乌头汤合用，祛风止痛，同奏治痹之功效。若外感咳嗽，咳痰不爽，常与止嗽散同用，可疏风解表。咳嗽痰多，胸闷纳呆，气喘，常与三子养亲汤合用。通过临床和自身识别，合用无毒性反应。

［临床效果］

经临床验证，已有237例，其中男性135例，女性102例；1月~6岁39例，7~20岁21例，21~40岁48例，41~60岁57例，60岁以上72例均无毒性反应，疗效颇佳。

［合用验证］

瓜蒌甘甜性热，川乌辛苦性热。前者归肺肠，表里可入；后者走窜经络，追风除寒，二药合用，攻守兼施，归经不乱，走窜不散，共获奇效。如风寒束表，水饮内停，恶寒发热，无汗自喘，咳嗽痰多清稀，常与小青龙汤合用。若气喘痰鸣，形寒肢冷，常与麻辛附子汤合用，以温经散寒，祛痰化饮。若痰多咳嗽，胸闷呕恶，口苦，与二陈汤加枳实、竹茹（名温胆汤）、胆星、菖蒲（涤痰汤）合用。若与自拟治喘汤同用，解表化饮，止咳平喘，气逆喘自，肺热咳嗽，用反治法，热因热用，二药常与枇杷叶、冬瓜子、桑白皮、葶苈子、海浮石、川贝母配伍，以辛散软坚，祛痰化饮，咳嗽胸痛皆宜。

［同用剂量］瓜蒌 10～15g，川乌 5～10g。

［使用说明］肺热咳嗽气喘者，少用川乌量。若痰中带血者，慎用川乌。若肺寒咳嗽、气喘，可等量用之。瓜蒌可以与川乌同用。

贝　母

为百合科多年生草本植物乌花贝母（青贝母）Fritillaria cirrhosa D. Don var. ecirrhosa Franch，卷叶贝母 F. cirrhasa D. Don，甘肃贝母 F. przewalskii Maxim 和棱砂贝母 F. delavayi Franch 等的干燥鳞茎。主产四川、云南、甘肃、西藏等地。夏季采挖，晒或烘至成粉后，装入麻袋，撞去泥土和须根，晒干。

［处方用名］川贝母、浙贝母、锡贝母、大贝母。

［性味归经］川贝母味苦、甘，性微寒；浙贝母味苦，性寒。归心、肺经。

［药物功效］清热化痰，润肺止咳，开郁散结。

［临床应用］

1. 用治热痰咳嗽，阴虚燥咳，外感咳嗽，川贝母、浙贝母均有清热化痰之功。用治肺热咳嗽，常与知母服用，为散服之，如《医方考》二母散。如需增强润燥化痰的功效，常与麦门冬、紫菀配伍。川贝母苦甘微寒，滋润性强，长于润肺化痰止咳，多用于阴虚燥咳，常与杏仁、麦门冬、紫菀等配伍，如《证治准绳》贝母散。治疗咳嗽，常与天门冬、沙参、生地黄、阿胶、百部、三七等配伍，如月华丸。浙贝母苦寒，开泄力大，长于清热化痰，开郁散结，故善治痰火郁结所致的痰热咳嗽，吐痰黄稠，咳痰不利，常与瓜蒌、黄芩、枳实、桑白皮、橘红、五味子、甘草等配伍，如二母宁嗽丸。它与天花粉、前胡、桑白皮配伍，治风热咳嗽，如宁肺清金丸。它与桑叶、杏仁、沙参等配伍，治外感燥热咳嗽。

2. 用治痰核、痈疽、瘰疬。川贝母、浙贝母均有清热散结、消肿止痛的功效。治痈疽瘰疬，浙贝母为佳。常与金银花、白芷、花粉、赤芍等配伍，治痈疽初起，如仙方活命饮。它与蒲公英、金银花、连翘、青皮、大青叶等配伍，治乳痈。治瘰疬痰核，常与牡蛎、玄参、白芷等配伍，以清热凉血，敛口生肌。

浙贝母长于清热化痰，开郁散结，用治痰热互结，气郁化火的心胸痹闷。常与郁金、香附、瓜蒌、石菖蒲、远志配伍。

[文献资料]

《神农本草经》："主伤寒烦热……喉痹乳烂、金疮、风痉。"

《本草别说》："能散心胸郁结之气。"

《本草汇编》："治虚痨咳嗽，吐血咯血，肺痿肺痈，妇人乳痈，痈疽诸郁之证。"

《本草正要》："降胸中固热结胸及乳痈流痰结核。"

《纲目拾遗》："凡肺家夹风火有痰者宜此。"

[现代研究]

川贝母中的青贝含青贝碱；白炉贝含白炉贝碱；黄炉贝含黄炉贝碱；白松贝含白松贝碱甲，黄松贝含松贝碱乙。西贝含西贝碱，浙贝含浙贝碱、去氢浙贝母碱、贝母醇。

动物实验：用西贝碱麻醉时有降压作用，主要由于外周血管扩张，对离体豚鼠回肠、兔的十二指肠、大鼠子宫和狗的小肠均有明显的松弛作用。贝母的解痉作用类似于罂粟碱。浙贝母低浓度时，能扩张外周血管，降低血压。大量的西贝碱，能使动物的中枢神经系统麻醉，呼吸运动抑制。西贝碱对动物子宫和肠管有明显的解痉作用。

[用法用量] 水煎服 5~10g；研末冲服 1~2g。

[使用说明] 风寒湿痰嗽者，不宜用。

[重审十八反]

作者于 1990 年 9 月 26 日，取贝母 10g，川乌 9g，水 200ml，文火煎至 150ml。日服 3 次，每次 50ml，连服 2 日。二药同煎服后，小便稍多，易饥，其余一切如常。由于川乌能温经止痛，协助贝母开郁散结。小便增多，湿随便解，湿少痰少，故能祛痰止咳，平喘。贝母与川乌同煎服，无毒性反应。以小白兔最大耐受量喂养，未见不良反应。

事先尝试了干川乌，唇舌发麻，有流涎之感，本品确是性烈。贝母与川乌同时煎服后，降低了毒性，无麻木感觉。只有小便排泄清长，使消化功能增强，易饥欲食。在临床上应用，增强了其他方药的止咳效果。二药同用有"相须为用的功效，贝母甘而和缓，润而不敛，有温经止痛，开郁散结，清热利湿，祛痰化饮，止咳平喘之功效"。

[临床效果]

贝母、川乌均可归心经，贝母尚可归肺经，二经属上焦之脏，心主血脉循环，肺司呼吸，二药合用于临床，未发现毒性反应。已应用 144 例，其中男性 72 例，女性 72 例，1 月~6 岁 9 例，7~20 岁 21 例，21~40 岁 51 例，41~60 岁 39 例，60 岁以上 24 例。在应用中，颇见疗效。

[合用验证]

贝母属清热化痰药，可润肺止咳，用于口渴，唇鼻咽干，干咳无痰或咳痰不爽，苔薄白，脉浮数的风热重证，常与桑杏汤加川乌。若肺肾阴虚，久咳不止，常与百合固金汤合川乌，滋阴润肺，助阴散寒。治肾虚寒证，不能温阳化气，或肾虚不能纳气所致的喘咳，常与金匮肾气丸加贝母、瓜蒌、川芎等配伍，温肾纳气，止咳平喘。

若治瘰疬疮疡，消肿止痛，生肌敛口，常与瓜蒌、枇杷叶、冬瓜子、桑白皮、马兜铃、海藻、大贝母、桔梗、枳壳、白蔹、川乌、生地黄、夏枯草、当归、连翘等配伍，即内消瘰疬丸加味，对慢性淋巴腺炎、淋巴结结核、浅表性疮疡亦见良效。

若肺热咳，中风不语，痰涎壅盛，喘咳痰多，胸胁痹痛，常与瓜蒌、枇杷叶、冬瓜子、桑白皮、葶苈子、海浮石、川贝母、浙贝母、川乌、竹茹、前胡等配伍，以止痛除痹，清化热痰。

［同用剂量］贝母 5～10g；川乌 5～10g。

［使用说明］若贝母炮制不当，使用过量，会导致中毒。风寒湿痰，贝母与川乌合用为佳。炮制采挖的浙贝母，除去杂质，略泡浸透，切成薄片，干燥或打成碎块用。贝母与川乌可以合用。

白　蔹

为葡萄科多年生攀援性藤本植物 Ampelopsis japonica（Thunb.）Makino 的干燥块茎。产于东北、华北、华东、河北、河南、湖北、陕西、四川等地。春秋采挖，洗净剥去外皮，切片，晒干。

［处方用名］白蔹、山地瓜、见肿消。

［性味归经］味辛、苦，性微寒。归心、胃、脾经。

［药物功效］清热解毒，泻火散结，消肿止痛，敛疮生肌。

［临床应用］

1. 用治疮疡痈肿、水火烫伤，可单用或与白芷、天花粉、连翘等配伍内服或外用涂敷，有清热解毒，敛疮生肌的功效。脓净疮口不敛者，常与当归、乳香等配伍，以养血活血，去腐生肌。若水火所伤，常与地榆、大黄研末外敷，可消肿解毒，敛皮生肌。与白及、乳香配伍，治金伤刀刃，如金伤散。

2. 湿热带下。脾虚带下，色白，质稀，无明显臭味，常与人参、白术、苍术、白芍、山药、柴胡、陈皮、荆芥、车前子配伍，如《傅青主女科》完带汤。若带下量多，色白透明，质地稀薄如水，肢软无力，下腹部酸痛，或冷痛，多属肾阳不固，常与内补丸配伍。若带下量多，色白，质地黏稠有块，臭味明显，外阴瘙痒，多属湿热带下，常与除湿白带丸配伍。

3. 近代以本品研末，用酒精调成糊状，外敷患处，用治疔、痈、蜂窝组织炎、淋巴结炎，有显著的疗效，以鲜品加食盐适量，捣烂如泥，敷扭伤、挫伤，有消肿止痛之功。

［文献资料］

《神农本草经》："主痈肿疽疮，散结气，止痛，……女子阴中肿痛。"

《日华子本草》："止惊邪，发背，瘰疬，肠风，痔漏，刀箭伤，热湿疟，血痢，烫火伤，生肌止痛。"

［现代研究］

白蔹根含粗质和淀粉。白蔹水浸剂对同心性毛癣菌、奥杜盎氏小芽胞癣菌、腹股沟和红色表皮癣菌等皮肤真菌有抑制作用。煎剂对金黄色葡萄球菌有抑制作用。

［用法用量］煎服 3~9g；外用适量。

［使用注意］有小毒，多用于外伤；内服慎守剂量。

［重审十八反］

作者于 1990 年 12 月 9 日，取白蔹 9g，川乌 9g，加水200ml，煎至150ml，取出药液，再照样煎一次，两次药液混合，二日顿服，每次 50ml，胃肠无毒性反应。经 40 只昆明小白鼠最大耐受量口服、注射，无一只死亡，活动正常。

川乌辛热，药力迅猛，对风寒湿痹着痛，白蔹清热解毒，泻火散结，二药皆可治疮疡，合用确有协同作用。二药寒热为用，阴阳互根，以寒制热，寒热平衡，气血和缓，疾得清解而自愈。

［临床效果］

白蔹、川乌经自身尝试和临床应用，迄今已 216 例，其中男性 84 例，女性 132 例；1 月~6 岁 15 例，7~20 岁 33 例，

21～40岁72例，41～60岁72例，60岁以上24例，均无毒性反应。

白蔹、川乌有同治疮疡之功效。红肿热痛是疮疡的主要症状。阴证、阳证是疾病的性质，上下、前后、左右、内外是疾病的部位。对疮疡的治疗，分为初起、成脓、溃后三个阶段。在临床上也分为消、托、补三大法，万变不离其宗，即清热解毒。如疮痈初起，局部红肿热痛，发热出汗，口渴喜饮，舌苔黄燥，或湿重苔厚腻，白蔹、川乌常与四季青、蒲公英、黄连、黄芩、黄柏、栀子、金银花、连翘、野菊花配伍。如疮痈初起，兼有外感者，形寒发热，口渴有汗，痛无定处，脉浮数，二药常与牛蒡子、薄荷、桑叶、野菊、蝉蜕等配伍。如兼有恶寒重，发热轻，无汗头身痛，关节痛，苔白脉浮紧者，亦可重用川乌，常与白及、荆芥、防风、麻黄、桂枝、细辛等配伍。

［同用剂量］白蔹5～10g，川乌5～10g。

［使用说明］生川乌未经炮制不能入药。寒重于热者，加大川乌剂量；热重于寒者，重用白蔹；寒热并重者，可以用同等剂量。二药合用亦可。

川　乌

为毛茛科多年生草本植物乌头 Aconitum carmichaeli Debx. 的干燥母根。主产于四川安县、平武、青川、北川等地。6～8月采挖，除去子根，洗净晒干，加生姜、皂角、甘草，用水浸透，并共煮至浸泡液吸干，乌头透心，取出切片，晒干或炒至略焦而膨胀后用。

［处方用名］乌头、川乌。

［性味归经］味辛、苦，性热。有大毒。归心、肝、脾经。

［药物功效］止痛，温经散寒，祛风湿，麻醉。

［临床应用］

1. 用治阴寒内盛所致的胃痛、腹痛、疝痛、头风冷痛，寒湿痹痛、跌打损伤作痛等症。

2. 用于局部麻醉，牙痛、头痛、肢体痛及疮疡的开口排脓等症。治风火虫牙作痛，本品加附子作成糊丸，棉包咬之。用于疮疡开刀。本品与草乌、天南星、蟾酥等配伍，当麻醉药使用。

此外，亦可与防己、洋金花等配伍，作中药麻醉内服药。

[文献资料]

《外台秘要》："头风头痛。"

《本事方》："治风寒湿痹，麻木不仁。"

《博济方》："治心腹疼痛，冷热气不和。"

《圣惠方》："治腰脚冷痹疼痛。"

[现代研究]

本品含乌头碱、次乌头碱、搭拉地萨敏、川乌碱甲乙等生物碱及多量淀粉。乌头碱极易水解成苯甲酰乌头原碱，或进一步水解成乌头原碱。乌头碱的毒性很大，水解后的乌头生物碱，则毒性大减，作用强度也大为下降。

乌头碱、次乌头碱、乌头原碱等有镇静、镇痛作用。乌头碱有局部麻醉作用。乌头总生物碱对各种神经末梢及中枢先兴奋后麻醉。有抗炎作用，其作用与兴奋垂体、肾上腺素皮质系统有关。

附：草乌为毛茛科多年生草本植物黄花乌头 Aconitum kusnezoffii Heichb 和华乌头 A. chinense Paxt. 的块根。全国各地均产。采法、制法同川乌。

性味功效与川乌类似，但毒性更强。多用于寒湿痹痛、跌打损伤，并用于局部麻醉和内服麻醉。用量与川乌相同。

[用法用量] 作煎剂 3~9g；作丸、散、酒剂 1~2g。外用适量。

[使用注意] 孕妇忌服。炮制不当或服用过量，可导致中毒，出现口唇发麻，流涎，呕吐，胃感发热，全身发麻，疲倦，头昏，血压下降，神志不清，瞳孔散大，最后可因心脏麻痹、呼吸衰竭导致死亡。

[重审十八反]

通过川乌与白及、白蔹、半夏、瓜蒌、贝母的分别合用煎服，未发现毒性反应。由于川乌力猛，诸痛可治，在临床上与有关方药配伍颇见奇效。经动物试验证明，二药合用于临床是行之有效的。

按《神农本草经》的大剂量尝试。川乌和白及煎服，未发现毒性反应。在临床上验证，用于跌打损伤，气滞血瘀，经行腹痛，血虚身疼，外伤出血，有行血止痛、止血消肿之功效。川乌与白蔹煎服，温络而不助火，散结止痛，敛口生肌。二药在临床上，用治湿热流注，寒湿窜经，痈疽疔毒，有清热解毒，温经散寒，消肿止痛，敛疮生肌之功效，偏于寒，则重用川乌，偏热或疮疡久不收口，则重用白蔹。以无热不生寒，寒热相斗的机理，取其寒热相反之势达到自身尝试和临床治疗的目的。

川乌与半夏的使用，经过尝试，觉得气香味淡，胃肠无刺激反应，呼吸通畅，一身轻扬，工作如常。在临床上，有清化热痰，温化寒痰，润化气管，保护咽喉和解除气管黏膜痉挛，减轻咳嗽胸痛的炎症刺激反应。在临床上验证，有温经散寒，祛痰止咳，对急慢性气管炎有一定的治疗效果。

川乌与瓜蒌合用，经过尝试，呼吸通畅，气管黏膜分泌物减少。味微甜，无胃肠刺激反应。在临床上验证，二药同用，治痰热交阻所致的咳嗽，气滞痰阻所致的胸痛，可振兴胸阳，通经导滞；若食滞，气血失调所致的便秘，配瓜蒌子、川乌。与焦三仙配伍，温经通络，散结祛痰，对痰热咳嗽和寒痰咳嗽不爽、经络阻滞的咳嗽胸痛胸痹、气喘等症有效。

川乌与贝母合用，先将川乌直接咀嚼，有唇舌发麻的感觉。二药加水煎服后，可有相互制约，无口唇舌及胃肠刺激反应，反而增加了小便排泄量，增进了食欲。在临床上还有止咳效果。二药相须为用，川乌辛而不散，贝母甘润不敛，开扣结合，治肺热或肺寒咳嗽，中风不语的痰涎壅塞，胸胁作痛，故有解痉、止咳祛痰、温经止痛的作用。亦可和其他方药合用治虚寒咳嗽，寒湿阻滞的胸痛咳嗽、哮喘、痰鸣等症。

[临床效果]

通过尝试，在临床上对常见病、多发病、疑难杂症的治疗，均未发生医疗事故和毒性反应。临床迄今已治病例：川乌、白及合用 1503 例；川乌、白蔹合用 216 例；川乌、法半夏合用 1416 例；川乌、瓜蒌合用 237 例；川乌、贝母合用 144 例，总共 3516 例。

为了验证川乌与白及、白蔹、法半夏、瓜蒌、贝母的相反程度，利用药物的反攻之势，拟定了"反攻法"，打破了一些常规治疗原则，以用药如用兵的精神，根据病情的需要，进行奇调、偶调、整调、破调、协调、远调和近调的攻守兼施的部署，以通因通用、寒因寒用、塞因塞用，因势利导药性相反的方法，作为治疗上"反攻法"的手法。拟定和疾病作战的规划和防治措施，从而达到预期的目的。如奇调法：小青龙汤加川乌；偶调法：三拗汤加半夏、川乌；整调法：十枣汤加海藻、甘草；破调法：桃红四物汤加川乌、白及；协调法：乌头汤加半夏、贝母；远调法：枳桔二陈汤加川乌、海藻、芫花；近调法：白及汤加川乌等。

[合用验证]

川乌与白及合用，治诸痛而止血，兼治哮喘痰涎。川乌与白蔹合用，治疮疡肿痛，排脓生肌。川乌与半夏合用，温化寒痰，治咳嗽胸痛。川乌与贝母合用，辛而不散，润而不敛，止咳尤佳。川乌与瓜蒌合用，治痰湿交阻，气滞阻络所致的咳嗽胸痛。亦可外治疮疡。

[同用剂量] 5~10g。

[使用说明]

此药有毒，性烈迅猛，有止痛、麻醉之功效。超量易引起中毒。不能生用。炮制后，遵医嘱。炮制法：生川乌：用生姜、皂角、甘草水浸泡透心，将水煮至液干，有麻味为度，晾干。

第三节　甘草类

本章是甘草反海藻、芫花、甘遂、大戟等药的自身尝试和临床应用。对甘草与海藻、甘草与芫花、甘草与大戟、甘草与甘遂等分别合用的性味、功效以及和其他方药合用于临床的效果，并作了 6468 例病案记录考证。如海藻、芫花、甘草同用，有解痉止咳的功效。甘遂、大戟、甘草同用，有润肠通便的作用。十枣汤加甘草，利小便缓而不急。海藻与甘草性味有别，功不相让。根据临床症状，可以随证合用。

海　藻

为马尾藻科水生褐藻植物海蒿子（大叶海藻）Sargassum pallidum（Thurn.）C. Ag. 和羊栖菜（小叶海藻）Sargassum fusiforme（Harv.）的全草。产于浙江、福建、广东、山东及江苏等地。夏季采收，除去杂质，用清水漂洗，稍晾，切段，晒干。生用。

［处方用名］海藻、淡海藻。

［性味归经］味甘、咸，性寒。归肝、胃、肾、肺经。

［药物功效］消痰软坚，清热利水。

［临床应用］

1. 本品咸寒，能清热消痰，软坚散结，为治瘿瘤瘰疬的要药。治瘿瘤，常与昆布、海带、海螵蛸、海蛤粉、陈皮、青木香配伍，如《疡医大全》四海舒郁丸。若用治瘰疬，常与昆布、山甲片、全蝎、胆草配伍。

2. 本品有清热利水之功效，故可用治脚气水肿和湿热壅遏之水肿症，常与大腹皮、泽泻、丑牛、防己、金钱草等配伍。

3. 本品与昆布配伍，治睾丸肿硬，肝脾肿大。二药具软坚散结之功。

［文献资料］

古时用治瘿瘤瘰疬，如《证治准绳》海藻散坚丸。《疡医大全》四海舒郁方。

《神农本草经》："主瘿瘤结气，散颈硬核痛、痈肿癥瘕坚气，腹中雷鸣，下十种水肿。"

《药性本草》："治气痰结满，疗疝气下坠，疼痛核肿，去腹中雷鸣，幽幽作声。"

《本草便读》："海藻咸寒润下之品，软坚行水，是其本功，故一切瘰疬瘿瘤，顽痰交结之症，皆可用之。"

［现代研究］

羊栖菜含海藻胶酸20.8%、钾12.82%、碘0.03%，并含多量的粗蛋白、甘露醇、灰分等。海蒿子含藻胶酸19.0%、钾5.99%、碘0.017%，并含多量的粗蛋白、甘露醇、灰分，以及马尾藻多糖腺。

海藻含多量的碘，故可纠正由碘缺乏引起的甲状腺功能不足，同时也可暂时抑制甲状腺功能亢进的新陈代谢率而减轻症状，但不能持久。此外，海藻、昆布流浸膏，对感染血吸虫尾蚴的家兔有保护作用。水浸剂对某些真菌有抑制作用。

［用法用量］ 用清水漂洗，晒干，切碎用。常用量10～15g。

［使用注意］ 近代医家有把本品与甘草合用的报道。

［重审十八反］

十八反是中药配伍禁忌的一类。早在《神农本草经》中就有记载，两种或两种以上的相反药物同用，发生剧烈的毒性反应或副作用，称为相反。作者于1990年8月24日，取甘草5g，海藻15g，加水250ml，煎沸至150ml，日服3次，每次50ml；25日继服此药，其中温服4次，冷服2次，确无毒性反应。证实了是药物的功能相反，并非杀人。作动物试验证明是可以合用的。

十八反是古人的总结，由于地壳的变化，自然环境的变异，生活条件和身体素质与古人的差异，有的药用不尽符合临床实践。如甘草及海藻，经自身尝试，根据甘草调和诸药的特点，增强了海藻消痰软坚、清热利湿的效果，并感到精神愉快、全身轻扬，提神醒脑，呼吸通畅，增食益脾，小便微多，切身证明："二药同用，有清热利湿，清利咽喉，止咳平喘，增进食欲，相须为用之功。"

[临床效果]

经自身尝试，甘草与海藻同用，效力无穷，现已临床应用3969例，其中男性1932例，女性2037例，均无毒性反应。

[合用验证]

将甘草与海藻合用于常见病、多发病，是根据中医学病因学说"风、寒、暑、湿、燥、火"的观点来临床应用的。如发热、头痛、身强、无汗等，常与麻黄汤合用。如暑热引起的发热胸闷、纳差、呕吐腹泻等，常与藿香正气散合用，甘草健脾以缓其中，海藻清热利湿，湿去泻止。如湿热泄泻常与葛根芩连汤合用。若湿困脾胃，胸腹作胀，食欲不振，呕吐恶心，二药常与平胃散同用。若湿瘀肝郁，见头身作痛，胸腹胀满疼痛，乏力，口干，厌油，小便黄，舌苔黄腻，脉濡细而数的黄疸症，二药常与茵陈蒿汤、茵陈五苓散合用，以清热利湿，利胆退黄。如湿胜生痰，痰浊阻滞，经络所致的瘰疬、甲状腺肿大、肿瘤等症，常与四海舒郁丸合用，或与内消瘰疬丸合用。风寒咳嗽，常与三拗汤合用。痰饮，支饮，咳嗽气喘，常与自拟"治喘汤"合用。

[同用剂量] 煎剂海藻10~15g，甘草3~5g。

[使用说明] 海藻与甘草同用，根据病情体虚体实定量，小儿酌减。炮制：取海藻，淘去盐分、泥沙等杂质，稍晾切成节，干燥后备用，临用时也可洗后入药。

芫 花

为瑞香科落叶灌木芫花 Daphne genkws Sieb. et Zucc. 的干

燥花蕾。产于安徽、江苏、浙江、四川、山东等地。春季花未开放时采收。晒干或烘干。炒后备用。

［处方用名］芫花、陈芫花、散芫花。

［性味归经］味辛、苦，性温。有毒。归肾、肺、大肠经。

［药物功效］祛痰止咳，泻水逐饮，外用杀虫疗疮。

［临床应用］

1. 用治痰饮停聚胸胁，喘咳，胸胁胀满隐痛，常与大戟、甘遂、大枣配伍。如二便不通的实证水肿，常与大戟、甘遂、牵牛子配伍，如舟车丸。治痰饮阵咳胁痛肿胀，本品善除留饮胀痛，如十枣汤。

2. 用治神经失常，癫痫狂躁症。目前临床单用芫花和叶晒干研末，成人每天 2～4g，连服 3～7 天为一疗程，治疗精神分裂症、烦躁症、神经官能症、癫痫有效。

3. 用于虫积腹痛，秃疮冻疮等症。文献记载有杀虫疗癣之功效，乾坤生意方，用醋制芫花合雄黄（10∶1）为末内服，治虫积腹痛。集效方，以芫花为末和猪脂，可涂治白秃头癣。芫花与甘草煎水洗，治冻疮。

［文献资料］

《神农本草经》："咳逆上气。"

《名医别录》："消肿痰水……水肿。"

《本草纲目》："治水湿泄，能直达水饮窠囊隐僻之处，但可徐徐用之，取效甚捷，不可过剂，泄人真元也。"

［现代研究］

本品含黄酮苷（苷元为芫花素）、羟基芫花素、芹叶素、谷甾醇及刺激性油状物。

本品有类似甘遂、大戟的泻下作用。大鼠喂芫花煎剂，可引起尿量增加，排钠量亦有增加，小量有利尿作用，大量反能抑制利尿。利尿的同时可能引起腹泻。毒性较甘遂、大戟为大，用作利尿剂，其安全范围小；芫花素注射于犬，可降低血压，使子宫收缩，增进呼吸，又能抑制离蛙心；醋制芫花素注射液，对小鼠有一定镇咳作用，能止咳平喘。醋制芫花醇水提取液，对肺炎杆菌、溶血性链球菌、流行性感冒杆菌有抑制作用。水浸剂对癣菌、星形皮癣菌等皮肤真菌有抑制作用。

　　[用法用量] 煎汤内服，或作丸散。外用量，研末调敷患处或煎汤熏洗。常用量 1.5 ~3g。

　　[使用注意] 阴寒水肿及孕妇忌服。体虚者慎用。

　　[重审十八反]

　　芫花一药，早载于《神农本草经》中。动物试验报道："甘草与芫花同用毒性增大。利尿泻下作用均受抑制。"作者于 1990 年 8 月 28 日，取芫花 10g，甘草 5g，加水250ml，煎至150ml，取出药液，再煎一次，共顿服 2 日，每次 50ml。当时食道有不适感，饮沸水一口，立即解除反应。多次临床证明是因芫花绒毛对食道黏膜的影响。以后多次用厚棉布包好煎服，并无反应，即使是散炒芫花，也有食道发痒不适的感觉。实践证明："芫花的毒性反应，是因煎包不当所致。"胃肠无刺激，小便量微多，无其他异常反应。

　　经尝试本品有泻下逐水之功效。服后胃肠蠕动增强，水谷之痞气上逆下排，有开胸顺气的作用。咽部分泌物减少，呼吸通畅，有止咳平喘，祛痰除饮之功效。以 40 只小白鼠作最大耐受量的毒性试验，证明是可以合用的。

　　[临床效果]

　　芫花与甘草同用的尝试及临床应用，已验证 2199 例，其中男性 1140 例，女性 1059 例；1 月 ~6 岁 321 例，7 ~20 岁147 例，21 ~40 岁 660 例，41 ~60 岁 555 例，60 岁以上 516例。本品和其他药物配伍，均无毒性反应。

　　[合用验证]

　　芫花有祛痰、泻水、逐饮之功效，外用杀虫疗疮。治痰饮停聚、胸胁胀满隐痛、喘咳，常以治喘汤合贝母同用。治水肿胀满的胸水、腹水症，常与十枣汤加甘草、枳壳同用。若治精神失常的狂躁症，常与大戟、藜芦、细辛、甘草配伍。肝火旺盛者，加胆草、白芍、柴胡、黄芩。若治风寒咳嗽、气喘，常与麻杏石甘汤、三拗汤等同用。水饮射肺兼有外感风寒者，常与小青龙汤同用。均收到止咳平喘的效果。

若咽喉肿痛，常与柴胡、黄芩、海藻、半夏、茯苓、党参、胡黄连、射干、大青叶等配伍，即自拟"清咽汤"，亦获良效。

［同用剂量］芫花 3～5g，甘草 3～5g。

［使用说明］芫花孕妇忌用。体质虚衰者慎用。芫花、甘草可以同用。用棉布包好煎煮，避免绒毛附于食道引起不适。镜检放大 50 倍，绒毛长达 0.5～2cm，像羊角式，揉搓刺手。

大　戟

为大戟科多年生草本植物大戟 Euphorbia pekinensis Ru-pr. 或茜草科多年生草本植物红芽大戟 Knoxia valerianoides Thorel et Pitard 的干燥块茎。前者主产于山西、山东、安徽、浙江、四川等地。后者主产于广东、广西及云南等地。以秋季采收为宜，洗净，用沸水烫后，及时干燥，切片，生用或醋炒、醋煮用。

［处方用名］大戟、红芽大戟。

［性味归经］味苦，性寒。有毒。归肺、肾、大肠经。

［药物功效］泻水逐饮，消肿散结。（前者以京大戟较好，后者以红芽大戟较好。）

［临床应用］

1. 用治水肿胀满，大便秘结，小便不利症。本品苦寒泻下，通利二便，善行脏腑之水湿，可治水饮泛溢所致的水肿喘满，胸腹积水及痰饮结聚等症，为泻水除湿之峻药。治水湿内停，内郁化热，湿痰浊水内壅所致的水肿胀滞，口渴气粗，脉实有力，阳实水肿之证，常与芫花、大黄、槟榔、陈皮、木香等配伍，共奏行水之功，如舟车丸。

2. 用治痰饮积聚，癫痫发狂症。本品祛痰除饮，止咳平喘之功与甘遂相似。治痰饮积聚，喘咳胸痛，胸胁积水，水饮偏重者，常与大戟、芫花、甘遂、大枣等配伍，如十枣汤。治咳嗽痰饮偏重者，常与甘遂、白芥子配伍，如控涎丹。也可用治痰热癫痫。目前单用京大戟，每日早晨空腹服15～30g，15～20 天为一疗程，对精神病、神经分裂症及狂躁症有效。

3. 用治痈肿疮毒及痰核瘰疬症。本品苦寒，攻毒散结消肿，适用于热毒壅滞的痈肿疮毒，以及痰火凝结的瘰疬痰核，常与麝香、雄黄等配伍。

［文献资料］

《神农本草经》："蛊毒，十二种水肿，腹满急痛，积聚。"

《本草别录》："颈项痈肿……利大小肠。"

《本草正要》："性峻利，善逐水饮痰涎，泻湿热胀满。"

《本草纲目》："大戟能泻脏腑之水湿，甘遂能泻利经隧之水湿，白芥子能散皮里膜分之痰气，唯善用者能收奇功也。"

［现代研究］

两种大戟均有泻下作用，以京大戟作用较强，但毒性较大。红芽大戟对金黄色葡萄球菌、绿脓杆菌、痢疾杆菌等有较强的抑制作用。

动物实验证明，大戟根的乙醚和热水煎出液均有剧泻作用，但无明显的利尿作用。

［用法用量］ 1.5～3g，作丸、散剂每次 1g。外用适量。

［使用注意］ 阴寒水肿及孕妇忌用。体虚者慎用。

［重审十八反］

大戟有毒。有泻下逐水、除饮平喘、攻毒散结之功效。作者于 1990 年 8 月 30 日，取大戟 10g，甘草 5g，加水 250ml，浓缩至 150ml，取出药液再加水 150ml，浓缩至 100ml，将两药液混合，分 5 次顿服，每次 50ml，无毒性反应。经小白鼠最大耐受量进行毒性试验，证明是可以合用的。

经两天服药的观察，胃肠有向下蠕动感，肠鸣，嗳气，肛门排气。呼吸道通畅，痰液分泌减少。小便正常，大便滋润。经自身验证："大戟与甘草合用，甘草补而能清，大戟毒而能解。二药合用，苦不伤胃，顺气解郁，泻水逐饮，止咳平喘。"

［临床效果］

甘草与大戟同用，通过自身尝试和临床应用126例，其中男性75例，女性51例；1月~6岁6例，7~20岁18例，21~40岁36例，41~60岁54例，60岁以上12例。经验证无毒性反应。比常治法效应快。

［合用验证］

大戟与甘草和其他方药配伍，经尝试和临床应用，二药可行脏腑之水湿，通利二便，使小便不积蓄，大便不干燥，治水湿所致的肿胀喘满，痰饮积聚。常与小青龙汤合用，以止咳平喘利水。用于水肿症，常与五皮饮合用，利水从速。治大便秘结，常与甘遂、大黄、槟榔、木香、陈皮、瓜蒌子等配伍，对腑实的燥屎证有效。治习惯性便秘，常与自拟"润肠汤"配伍。若痰饮积聚，咳喘胸痛，胸胁积水，常与十枣汤配伍，若痰热壅滞所致的癫痫、躁狂症，常与藜芦、细辛配伍。治疮疡痈肿，常与苦枫丸、三黄散合用，均见奇效。

［同用剂量］大戟3~5g；甘草3~5g。

［使用说明］孕妇忌用。生大戟经炮制后，方可内服。大戟与甘草可以合用。

甘　遂

为大戟科多年生草本植物甘遂 Euphorbia kansui T. N. Liou ex T. P. Wang 的干燥块。主产于山西、河南、陕西等地。春秋季采挖，除去外皮，以硫黄熏后晒干。或醋炒用，即为醋甘遂。

［处方用名］甘遂、生甘遂、制甘遂。

［性味归经］味甘，性寒。归肺、胃、大肠经。

［药物功效］泻水逐饮，消肿散结。

[临床应用]

1. 用治胸腹积水，水肿胀满，大小便不利，气急喘促等症。本品苦能泄热，寒到热清，善行经隧水湿。用治水湿内停，或内郁化热，湿热咳嗽，水湿内壅所致的水肿胀满，口渴气粗，二便秘结等症。如水饮与热邪结聚所致的水饮结胸，气逆喘促，常与大黄、芒硝配伍。如治胸腹水肿，阳实水肿之症，常与大戟、芫花、大黄、槟榔、陈皮、木香等配伍，以行气除满，逐水通便。

2. 痰饮积聚，癫痫发狂。本品有逐痰除饮，止咳平喘之效。治痰饮积聚，胸胁积水，隐痛等症，常与大戟、芫花等分为末，大枣 10 枚煎汤调服，每日 1 次，每次 1.5 ~ 3g，如十枣汤。

3. 本品外用有解毒消肿散结之功效，故可用治湿热壅滞，痈肿疮疡。用甘遂研末调敷患处；用甘草浓煎液同饮服，或与其他清热解毒药同煎内服。

[文献资料]

《神农本草经》："主大腹疝瘕，腹满面部浮肿，留饮宿食，破癥坚积聚，利水谷道。"

《药性本草》："能泻十二种水疾，去痰饮。"

《本草纲目》："泻肾经及隧道水湿。""肾主水，凝则为痰饮，溢则为肿胀，甘遂能泻肾经湿气，治疾之本也。不可过服，但中病则可止也。"

[现代研究]

甘遂根含大戟酮、大戟二烯醇、表大戟二烯醇等。此外，含棕榈酸、柠檬酸、树脂等。

甘遂动物实验，其醇浸膏有显著的泻下作用，能强烈刺激肠黏膜，引起炎症性充血和肠蠕动增强，经醋炙后，其泻下作用和毒性均有减低。据报道，本品与甘草配伍，如甘草的用量等于或少于甘遂的用量时，无相反作用，有时可能解除本品的毒副作用。如甘草用量大于本品时，可有相互作用。

[用法用量] 煎剂 1.5～3g。生甘遂供外用，研末调敷患处。

[使用注意] 本品性烈有毒，凡气虚、阴虚、脾虚、胃弱者及孕妇应当慎用。

[重审十八反]

甘遂一药，最早载《神农本草经》中，别名肿手花根。本品治水肿胀满、二便不通、胸胁积液，癥瘕积聚、痰迷癫痫，毒性大。作者于 1990 年 9 月 2 日，取甘遂 10g，甘草 5g，加水 250ml，煎至 150ml，取出药液后再加水照样煎后，将两次药液混合，分 2 日顿服，每次 50ml，两天服药观察，无毒性反应。以 40 只小白鼠作毒性试验，证明是可以合用的。

甘遂与甘草同用，经自身试验，二药合用并不相反，反而降低了甘遂的毒性，由泻下形成缓下作用。服药期间的观察，自身觉得胃肠略有蠕动，服药后，药有下行感。时有肠鸣、嗳气或肛门排出浊气，腹内舒适易饥。呼吸通畅，大小便正常，精神尚好，无异常反应。经自身验证："甘遂、甘草并不相反，且可减低甘遂的毒性，润肠通便，治燥屎。利小便作用，次于通大便。用治癥瘕积聚，祛痰逐饮、癫痫有效。"

[临床观察]

经尝试和临床应用，迄今已验证 174 例，其中男性 81 例，女性 93 例；1 月～6 岁 12 例，7～20 岁 21 例，21～40 岁 45 例，41～60 岁 51 例，60 岁以上 45 例。和其他药物合用，均无毒性反应。

[合用验证]

甘遂与甘草合用，治水湿内停，二便不利的水肿胀满，大便燥结。二药常与大戟、芒硝、熟大黄、瓜蒌子、槟榔、木香等配伍，有行气除满，润肠通便的作用。若湿热流注所致的痈疽疮疡，常与黄连、黄芩、黄柏、山栀、金银花、连翘、野菊花、白芷、蒲公英等配伍，以清热解毒，消肿止痛。若皮肤瘙痒，常与苦枫丸合用。治湿热疥癣，常与苦参、地肤子、藜芦、黄柏、白芷、槟榔、硫黄、杏仁等配伍，内服外擦，颇有疗效。

［同用剂量］甘遂 3～5g；甘草 3～5g。

［使用说明］

甘遂经炮制后，可内服用；外用可用生甘遂。生用性烈。

炮制：取净甘遂，用面包裹煨后，剥去面皮入药煎之。或用醋炙，用文火炒至微黄，亦可煎用。

甘　草

为豆科多年生草本植物甘草 Glycyrrhia uralensis Fisch. 的根及根茎。主产于内蒙古、东北、山西、甘肃、新疆等地。春秋季采挖，除去残茎及须根，或去外皮，切片，晒干。生用或蜜炙用。

［处方用名］甘草、生甘草、炙甘草、粉甘草、甘草梢。

［性味归经］味甘，性平。归心、肺、脾、胃经。

［药物功效］益气补中，清热解毒，润肺止咳，缓急止痛，调和药性。

［临床应用］

1. 对脾虚倦怠乏力，心虚悸动，多种气虚证广泛适用。因本品甘平，益气补中，对脾胃虚弱，气短乏力，食少便溏者；气虚不足，心悸怔忡，脉结代者，均有开胃健脾，益气复脉的作用。

2. 本品药性甘平，有润肺止咳平喘之功效。故无论外感内伤，寒热虚实，凡肺失宣降，气喘咳嗽，皆可应用。

3. 本品甘以解毒，用治痈疽喉痹，食物中毒有效，常与清热解毒药配伍。治火毒疮疡，常与温经通络化滞药配伍。治咽喉痛痹，宣肺利咽，常与桔梗配伍。治食物中毒，常与黄连、金银花、赤小豆配伍，增强解毒之功效。

4. 本品味甘，能缓急止痛。治脾胃虚寒，胃腹拘急，四肢痉挛作痛，也可治口糜淋痛。甘草梢善治痉痛，如导赤散。暑热烦渴，小便色黄短赤，常与滑石配伍，如六一散。

5. 本品调和诸药之性，奏百药之功。因为本品性味和缓，能升能降，能和能解，故与寒热温凉补泻结合药物同用，可增强疗效。与石膏、知母配伍，治寒凉伤胃。调胃承气汤用本品缓大黄、芒硝的泻下之急，减轻胃肠道刺激，与八珍汤补益之剂合用，使药效缓慢持久。因本品最善调和药性，故有"国老"、"王"之说。

［文献资料］

由于甘草功大能和，古人几千年前就对本品作了有价值的记载：

《神农本草经》："主五脏六腑寒热邪气，坚筋骨，长肌肉，倍气力，愈疮肿，解毒。"

《名医别录》："温中下气，烦满短气，伤脏咳嗽，止渴通经脉，利血气，解百药毒。"

《用药法象》："补脾胃，润肺。"

《本草纲目》："解小儿胎毒，惊痫，降火止痛。"

［现代研究］

本品含甘草甜素，水解后产生甘草次酸和葡萄糖醛酸。此外，尚含甘草黄酮苷、甘草苷元、天冬酰胺、甘露醇等成分。

有对抗乙酰胆碱的作用，有类似肾上腺皮质激素和盐皮质类甾醇样作用。经多种动物实验，尿量及甾醇排出减少，钾排出增加，血钠上升，肾上腺皮质小球带萎缩；糖皮质类钠醇样作用。甘草次酸有抗炎及抗变态反应作用。甘草甜素有解毒作用，其机制包括葡萄糖酸的结合解毒作用，甘草甜素的吸附作用。能保护咽喉部黏膜，减轻刺激，有助于祛痰止咳，有明显的中枢性镇咳作用。对实验胃溃疡有明显的抑制作用。甘草流浸膏灌胃，直接吸附胃酸，抑制其基础分泌量，对溃疡面有保护作用，缓解胃肠道痉挛，而且与芍药花苷有协同作用。对葡萄球菌、痢疾杆菌、绿脓杆菌、结核杆菌等致病菌均有抑制作用。对实验骨髓瘤、脏腑腹水癌变及肉瘤均有抑制作用。

有抗损伤的作用，能促进实验动物的胆汁分泌，并能降低胆红素，能使高血压患者血中胆固醇量降低。

[用法用量] 清火宜生用，补宜炙用，尿道疾病可用甘草梢，常用量 2～10g。

[使用注意] 甘草缓壅气，能使人中满，故湿盛而胸腹胀满及呕吐者忌用。久服较大剂量的甘草，每易引起浮肿、鼻衄。热盛者甘草用量宜小，否则最易引起鼻衄。使用时，应细心审慎。

[重审十八反]

甘草从古品称"国老，药中之王。"根据本品的性能，对诸气不足皆可补之。可补中益气，润肺止咳，清热解毒，缓急止痛，调和诸药，能缓能和，能升能降，能清能解，这是本品独有的性能。在十八反中，甘草反海藻、芫花、大戟、甘遂一类相反药物，经尝试和临床验证，和解了甘遂、大戟的毒性，与海藻可以同用，芫花煎服有不适感觉，经镜检放大50倍，芫花外表有长达 0.5～2cm 长的绒毛，经手揉搓后也有刺激，故在内服时，用棉包煎为妙。干炒、醋炒均不解除这一刺激，并非反也。经动物毒性试验证明是可以合用的。

古医籍载甘草反海藻、大戟、芫花、甘遂等，距今已4000多年了。明朝李时珍归类成文，载入《本草纲目》四百余年，由于天长地久，学以如常，习之为不用。今疾繁杂，疑难不治，故早有舍己为民之意，为振兴中医大业，进行自身尝试，对十八反这类药进行了合用重审。在临床上迄今已应用6468 例，未发现毒性反应。同时收到肯定的疗效。如自拟的芫花汤，治食道灼痛、胃痛；清咽汤，治咽喉肿痛；润肠汤，治长期大便秘结；清暑汤，芳香化湿，清暑益气。以上自拟方剂，经临床验证，亦获良效。

[临床效果]

甘草与海藻、芫花、大戟、甘遂合用的尝试和临床应用，迄今共6468例，其中男性3228例，女性3240例；1月~6岁882例，7~20岁639例，21~40岁2082例，41~60岁1677例，60岁以上1188例。经临床验证，无毒性反应。

[合用验证]

甘草甘平，能补中益气，清热解毒，缓急止痛，能和解诸药，品称"国老"。海藻咸寒，功能软坚散结，清热利水，如甘草与海藻同用，增强利水作用。治湿热壅滞的水肿，常与木瓜、防己、薏苡仁、大腹皮、泽泻、金钱草配伍。治瘿瘤肿块、瘰疬，常与四海舒郁丸同用。治风寒咳嗽，支饮气喘，常与治喘汤合用。

甘草与芫花同用，可祛痰止咳，泻水逐饮。治痰饮停胸，胀满喘咳，常与治喘汤加减同用。治精神分裂症，常与藜芦、细辛、南星、皂角、茯苓、酸枣仁、柏子仁配伍。治皮癣湿疹，常与苦枫丸同用。治咽喉肿痛，常与清咽汤合用。若胃痛，反酸、烧心，常与香砂养胃丸、香砂六君子汤、枳桔二陈汤合用。胃寒痛，兼吐清水，常与桂附理中汤合用，以温中散寒，利水止吐。

甘草与大戟同用，能祛痰止嗽，平喘逐饮，解毒消肿。若治湿热内壅所致水肿胀满，常与海藻、芫花、大腹皮、泽泻配伍。治阴虚火旺，精耗气弱，常与生津汤合用。治年迈体弱，气血两亏，常与八珍汤合用；津液不足，大便结燥，常与五仁丸同用。治体实大便秘结的腑实证，常与大承气汤加味合用。治痰饮积聚，咳嗽胸痛，胸胁积水，喘咳气促，常与治喘汤加川乌合用。若咳嗽痰中带血，常与治喘汤加川乌、白及、贝母同用。治痰核瘰疬，常与苦枫丸加土茯苓、黄柏、藜芦合用。

甘草与甘遂同用，清热解毒，消肿散结，水饮积蓄，气逆喘急，大便秘结，常与八正散加青蒿同用。若气血不足所致的大便秘结，常与润肠汤合用。若形寒、肢冷、背心掌大样发冷，咳泡沫痰，常与枳桔二陈汤同用。若气滞血瘀、腹中有包块积聚，常与桃红四物汤合用，以行气活血，舒肝解郁。

　　[同用剂量]　甘草3~6g；甘遂5~10g。

　　[使用说明]　甘草可与海藻、芫花、大戟、甘遂同用。

第二章　临床辨证论治

　　重审十八反药物的应用，是根据作者自身试验，以人体各脏腑器官的功能受四时、六淫、七情所致的常见病、多发病，经 13000 余人次的临床观察，在百余种轻重疾病中使用，进行罗列而写的。为了题材中肯，主题突出，行之有效起见，仅论述了 14 种疾病，含 72 型，自拟方剂 72 首，作为临床效果总结（注：方剂中原有的十八反中药，现已重审新用，故以下方剂中简称为"原反药"）。

第一节　感　冒

　　指以鼻塞、流涕、咳嗽、头痛、发热恶寒，全身不适等症状为主要临床表现的外感疾病。

　　感冒一词出自北宋《仁斋直指方·诸风》中。在"伤风方论"中，记载了参苏饮治"感冒"风邪、发热头痛、咳嗽声重、涕唾黏稠。元代朱丹溪有感受其意，故在《丹溪心法·头痛》中，开始把感冒作为病症，命名"感冒"。

　　感冒辨证论治，通过临床的见症特点，辨清是偏于风寒、风热，还是时感，掌握发病季节，体质差异，挟暑、挟湿等特点，然后进行四诊判断，一般分 4 型论治。

　　1. 风寒型

　　主症：轻者鼻塞身重、喷嚏、流清涕、咽痒、痰清稀色白。重者恶寒重发热轻，无汗头痛，肢节痛，脉浮紧，舌苔薄白。

　　病机：风寒上受，肺气失宣，故鼻塞声重流清涕，咽痒、咳嗽。寒为阴邪，故口不渴，喜热饮，痰清稀色白。风寒之邪束于肌表，卫阳被郁，故恶寒、发热、无汗。络脉失调，则头痛、肢节疼痛。寒邪凝结，故舌苔白腻，脉浮紧。

治法：辛温解表，散寒宣肺。

处方：葱豉荆防乌头汤。淡豆豉 15g，苏叶 10g，荆芥 10g，防风 15g，羌活 15g，独活 15g，桔梗 15g，川芎 10g，杏仁 15g，川乌 10g，法半夏 15g，薄荷 10g，甘草 5g，生姜 3 片，葱白 7 根（含原反药：川乌与半夏）。

方解：方中葱白通阳散寒。豆豉透里达表。苏叶、杏仁、法半夏宣肺化痰。荆芥、防风助辛温发散之力。羌活祛风散寒。川乌、川芎活血散风，治头痛身疼。桔梗、薄荷疏风解表，升举清阳。甘草、生姜和胃，理气化痰止咳。

2. 风热型

主症：发热，微恶风寒，汗出不畅，头痛，鼻流浊涕，口渴，咽喉红肿疼痛，咳嗽，痰黄黏稠，苔白微黄或红，脉浮数。

病机：凡热犯表，热郁于肌腠，卫气失和，故见发热，微恶风寒，汗出不畅。风热上扰，故见头痛。热邪熏蒸，咽燥口渴，则咽喉肿痛，鼻流浊涕。风热犯肺，肺失清肃，则咳嗽痰黏而黄，苔白微黄或红，脉浮数。

治法：辛凉解表，清肺透邪。

处方：海藻银翘汤。银花 10g，连翘 10g，竹叶 10g，荆芥 10g，牛蒡子 15g，薄荷 10g，芦根 30g，桔梗 15g，淡豆豉 15g，海藻 15g，甘草 3g（含原反药：海藻与甘草）。

方解：方中金银花、连翘辛凉透表，清热解毒。薄荷、荆芥、豆豉疏风解表，透邪外出。桔梗、牛蒡子、甘草，利咽消肿，祛痰宣肺。海藻寒以治热，助本治标，利咽消肿。竹叶、芦根清热生津止渴。

3. 时行感冒

主症：起病急骤，全身中毒症状明显。高热，畏寒乏力，全身酸痛，胸前区痛，眼球后疼痛。轻者有流涕，喷嚏，咽喉痛，咳嗽，颜面潮红，多发生于冬春季节，易于流行传染，各年龄组均可发生。

病机：叶天士《外感温热篇》说："温邪上受，首先犯肺。"这与兼夹时气有关，既不是温病，又不是一般的风热、风寒型感冒。笔者认为，是由风、寒、暑、湿、温夹杂所致的疫气，引起上呼吸道感染。本病的特点是传播快，流行广，起病急。由于疫气夹杂，故变化多端，时有高热、畏寒、头昏身痛，湿重则肌肉酸重，偏寒则喷嚏、清涕、鼻塞、鼻浊。偏于风热，则口渴咽干喉痛，有的鼻衄。夹暑热者，则心烦口渴，尿溺赤。所以，此病易变流行。

分型论治：此病分风热型、风寒型、肺型、胃肠型等四型辨证论治效果尤佳。

（1）风热型

主症：发热高，微恶寒，头痛关节痛，咳嗽痰黄而稠，口渴，咽喉肿痛，或有鼻衄，舌质红，苔薄黄，脉浮数。

病机：风邪上受，肺卫受伤，风热为阳邪，阳从火化，容易伤阴，故感邪后，发热重，恶寒轻，头痛、关节作痛，口渴欲饮。风热犯肺，津灼成痰，故咳嗽痰黄而黏稠，咽喉肿痛。鼻为肺之窍，风热伤其孔窍之脉络，故鼻衄。

治法：辛凉解表，清热解毒。

处方：海藻银翘汤（方剂及方解同前）。

（2）肺型

主症：发热，微恶寒，头身痛，无汗或少汗咳嗽，咽痛，气急，口渴，舌边尖红，脉浮数。

病机：风热之邪初袭肺卫，正邪交争，功能亢奋，故发热。邪气袭表，卫外功能失调，则恶寒发热，风为阳邪，善行走窜，疏泄，腠里开泄而外出。若因邪在其表分，营卫之气不得宣畅，则无汗或微汗。风热上攻，则咽喉肿痛，上扰清窍则头痛。肺与皮毛相表里，风热之邪犯表，肺失宣降，故上逆而咳嗽，呼吸急促，灼伤肺津则口渴。邪热在表，里热不盛，则舌苔薄白。正邪相争，气血运行加速，故脉浮数。

治法：辛凉宣肺。

处方：桑菊海藻汤。

桑叶 10g，菊花 10g，苦桔梗 15g，薄荷 10g，连翘 15g，杏仁 5g，法半夏 6g，海藻 15g，甘草 3g，牛蒡子 10g。水煎服（含原反药：海藻与甘草）。

方解：方中桑叶、菊花、薄荷轻清宣透，疏散肺卫风热。桔梗宣肺。杏仁降浊气，调肺气，升降失调。少量的半夏燥湿，以助其宣肺肃降而止其咳。连翘、生甘草泄热。海藻、牛蒡子清热解毒，消痰消肿，亦治咽喉肿痛。

（3）胃肠型

主症：寒热往来，头晕头痛，口苦咽干，恶寒呕吐，胸闷腹胀，或腹痛腹泻，不欲饮食，舌苔白腻，脉数而滑。

病机：由于时感风寒之邪袭表，表邪未去而入少阳半表半里，邪在肌腠，入于里则发热，出于表则恶寒，故寒热往来。热邪循经上逆，故口苦咽干，目眩头痛，热入阳明，侵犯脾胃，胃失和降，气机不畅，故恶心呕吐，胸闷腹胀。若脾湿盛，下注于肠，则腹痛腹泻不欲饮食，湿邪内停，舌苔白腻，脉数而浮滑。

治法：和解透邪，宽中化浊。

处方：柴胡海藻汤。

柴胡 10g，黄芩 15g，半夏 10g，藿香 10g，陈皮 10g，苍术 20g，厚朴 10g，海藻 15g，甘草 5g，竹茹 10g，生姜 3 片。水煎服（含原反药：海藻与甘草）。

方解：方中柴胡透达少阳半表之邪。黄芩清少阳半里之热。半夏、竹茹、生姜、甘草和胃降逆止呕。苍术、厚朴、藿香、陈皮芳香化湿，理气宽中。海藻不仅能抑制甲状腺功能亢进，还对肠道菌群失调和新陈代谢起维持和保护作用。

（4）风寒型

主症：恶寒重发热轻，无汗头痛，四肢酸痛，鼻流清涕，咳痰清稀，苔白，脉浮紧。

病机：时感风寒之邪，多由呼吸而入，或由皮毛所侵，而致肺气不宣，肺与皮毛相表里，开窍于鼻，故咳嗽，痰稀，鼻塞流涕。寒为阴邪，寒凝气滞，卫阳被遏，故寒重热轻，无汗，头痛身痛，苔白，脉浮紧。

治法：辛温解表，宣肺化痰。

处方：荆防双解汤。

荆芥 10g，防风 10g，羌活 10g，独活 10g，川乌 10g，法夏 15g，川芎 10g，柴胡 10g，前胡 10g，桔梗 10g，枳壳 10g，茯苓 15g，甘草 5g。水煎服（含原反药：川乌与半夏、海藻与甘草）。

方解：方中荆芥、防风、羌活、独活解表散寒。川乌、川芎温经散寒，治头身痛。法夏、前胡、桔梗、甘草祛痰止咳。茯苓、枳壳理气宽胸。柴胡、前胡解表退热，以透其汗，腠理开，寒散则安。

总之，时感（流感）是四时的风、寒、暑、湿、温热夹杂的一种疫气所致的时邪病毒，从口鼻、皮毛侵入人体而发病。由于个体素质和季节气候变化不同，因而与一般的风热感冒、风寒感冒不尽相同。所以，在临床上，应进行辨证施治。如有肺炎及其他合并病者，应按标本缓急处理。

第二节　头　痛

外感或内伤所致的头部疼痛，称为头痛。可有单独出现，也有并发于其他急慢性疾病中的，故头痛属于内科杂病之一。

头痛的论述，始见于《内经》。当时有关于太阳、阳明、少阳、太阴、厥阴、少阴头痛的记载，还提及脑风、首风、厥头痛、真头痛。如《素问·厥论》曰：风气循风府而上，则为脑风。新沐中风，则为首风。《灵枢·厥病》有六经的厥头痛及针刺法，说：厥头痛，项先痛，腰脊为应，先取天柱，后取太阳……厥头痛。《素问·五脏生成》曰：头痛巅疾，下虚上实，过在足少阴、巨阳，甚则入肾。《素问·方盛衰论》曰：气上不下，头巅痛疾。后世医家认为，头是"诸阳之会，清阳之府"。脏腑气血通过脉络上会于头，所以，不论外感、内伤证候都会影响及头。尽管头痛病因很多，但不外乎外感和内伤两大类。外感头痛多因风邪引起，故在临床上有风寒头痛、风热头痛、风湿头痛。内伤头痛多因肝脾肾三脏病变引起，如肝阳上亢的肝阳头痛，湿阻中焦的痰浊头痛，还有面痛（即三叉神经痛）和肾虚头痛。

在临床上，必须结合头痛的时间、部位和性质进行辨证论治。现将头痛大致分为二类八型，予以分别论治，结合十八反药的应用，疗效更捷。

一、外感类

1. 风寒型

主症：头痛项强，头痛时作，恶风畏寒，遇风加剧，头部喜暖，口不渴，舌苔白，脉不浮。

病机：头为诸阳之会，风寒外袭，阻遏清阳则头痛。太阳经主一身之表，脉络上行于巅顶，故头痛项强。风寒束于肌表，卫阳不得外达，故畏风恶寒。寒为阴邪，故头痛喜暖，寒则不温，津存则口不渴，苔白，脉浮为风寒之征象。

治法：祛风散寒，温经止痛。

处方：川乌羌活汤。

川芎10g，荆芥10g，薄荷10g，羌活10g，细辛5g，白芷10g，甘草5g，防风15g，川乌10g，法半夏15g（含原反药：川乌与半夏）。

方解：方中川芎、白芷、细辛、羌活、川乌等祛风散寒，温经止痛。荆芥、防风、薄荷疏风散寒，以通其络。甘草、半夏温散降逆。

2. 风热型

主症：头痛而胀，呈阵发性发作，甚则头痛如裂，日晒即发，发热恶风，面红目赤，口渴咽干，舌质红，苔薄黄，脉浮数。

病机：由于风邪侵袭，阳邪入络，或因风寒久郁，寒从热化，炎热上扰，阻于脉络，故头痛胀，甚则头痛如裂，面红目赤。风热为阳邪，故发热恶寒，日晒后加重。热盛伤津耗气，故口干而渴，舌质红，苔薄黄，脉浮数。

治法：疏风清热，通络止痛。

处方：头痛热轻，用桑菊饮加减。头痛剧烈，症状表现较重，用芎芷石膏汤加减。

（1）桑菊饮加减

桑叶 10g，菊花 10g，黄芩 10g，栀子 15g，薄荷 10g，僵蚕 15g，蝉蜕 6g，芦根 20g，甘草 5g。

方解：方中桑叶、菊花、薄荷、蝉蜕疏风清热，解表止痛。黄芩、栀子清热泻火。僵虫祛风通络。芦根生津。甘草和中。

（2）芎芷石膏甘遂汤

川芎 10g，白芷 10g，石膏 50g，菊花 10g，藁本 10g，羌活 10g，甘遂 5g，僵蚕 15g，甘草 5g（含原反药：甘遂与甘草）。

方解：方中风邪盛，以川芎、白芷、菊花、石膏疏风清热。热不甚，用藁本、羌活。大便秘结，以甘遂加大黄，大黄泻火，釜底抽薪，以平热邪。僵虫祛风止痛。

3. 风湿型

主症：头痛如裹，肢体困重，不思饮食，胸脘胀满，呕逆，舌苔白腻，脉濡。

病机：感受风湿之邪，上犯巅顶，清窍被阻，故头痛如裹。脾司运化，主四肢，湿为阴邪，中阻脾阳，故纳差反胃。湿邪内蕴，清浊难分，故舌苔白腻，脉濡。

治法：祛风胜湿。

处方：半夏川乌止痛汤。

羌活 10g，独活 10g，川芎 10g，防风 15g，蔓荆子 10g，藁本 10g，甘草 5g，半夏 15g，川乌 10g（含原反药：半夏与川乌）。

方解：方中羌活、独活、防风祛风胜湿。蔓荆子、藁本、川乌、川芎祛风止痛。法夏、甘草降逆止呕和胃。

二、内伤类

1. 气虚型

主症：头痛绵绵不断，困倦乏力，过分疲劳则头痛加重，食欲不振，畏寒少气，口淡无味，舌胖，苔白，脉细。

病机：脾气虚则运化无力，清阳难升，浊阴不降，清窍受阻，故头痛绵绵。劳则伤津耗气，故疲劳时疼痛加重。脾阳不振，则中气不足，运化失常，故纳差乏力，口淡无味。舌胖，苔薄白，脉虚细无力，均为气虚之象。

治法：益气升清。

处方：顺气藜芦汤。

党参15g，黄芪25g，茯苓15g，柴胡15g，升麻15g，当归15g，陈皮15g，川芎10g，蔓荆子10g，白术15g，甘草5g，藜芦5g（含原反药：党参与藜芦）。

方解：方中党参、黄芪、白术、甘草益气健脾。藜芦、当归、黄芪补气生血。茯苓、陈皮健脾和中。柴胡、升麻引清气上行。蔓荆子、川芎祛风止痛，补中有散，收而不敛。

2. 血虚型

主症：头痛目眩，眉额部痛甚，面白少华，心悸不安，舌质淡，苔薄，脉细弱。

病机：多由久痛体虚，产后或失血过多所致血分不足，虚火上逆，故头痛眩晕，眉骨痛甚。营血不能上营于脑，故面白少华，脉细弱，这是血虚的象征。

治法：补阳，养血，止痛。

处方：白及四物汤。

熟地黄15g，当归15g，白芍15g，枸杞子10g，菊花10g，蔓荆子10g，黄芪25g，白及15g，川乌10g（含原反药：白及与川乌）。

方解：方中当归、白芍、熟地黄、黄芪滋阴补血。枸杞子、菊花滋肝补肾。蔓荆子、川芎、川乌祛风止痛，因血虚生风，不可不用。加白及活血止血，使血得新生。

3. 肝阳型

主症：头痛眩晕，偏侧多痛，烦躁易怒，胁痛耳鸣，睡眠不宁，舌质红，脉弦而有力。

病机：《病机十九条》曰："诸风掉弦，皆属于肝。"肝阳偏亢时，上扰清窍，则头痛眩晕，偏侧头痛。肝火偏亢时，扰乱心神，故神昏易怒，睡眠不安。或因情志刺激，郁怒伤肝，行于胁肋，故胁痛耳鸣。舌质红，脉弦而有力，是阳亢之象。

治法：平肝潜阳，滋肾养肝。

处方：天麻钩藤海藻汤。

天麻 15g，钩藤 15g，石决明 30g，淮牛膝 10g，杜仲 10g，桑寄生 15g，栀子 15g，黄芩 20g，夜交藤 15g，茯神 15g，海藻 15g，甘草 5g（含原反药：海藻与甘草）。

方解：本方重在镇肝潜阳，平肝息风。方中天麻、钩藤、石决明平肝潜阳。黄芩、栀子清肝火上炎。牛膝、杜仲、桑寄生滋补肝肾。茯神、夜交藤养心安神。海藻微咸入肾，阴以制阳，引水下行，热得泻而阳平。甘草以助中州，分清降浊而病解。

4. 肾虚型

主症：头脑空痛，重者脑鸣，腰膝酸软，眩晕，神疲乏力，遗滑带下，耳鸣少寐。舌质红或淡，脉虚细无力。

病机：《内经》曰：髓海不足，则脑转耳鸣。肾藏精生髓，脑为髓海，肾虚精髓不足，故脑空耳鸣少寐；腰为肾之府，肾虚则腰膝酸软；肾虚精失固涩而遗精、滑精。女子则冲任不固、带下。

治法：滋阴补肾，填补肾精。

处方：大补肾气丸。

熟地黄 15g，茯苓 15g，怀山药 20g，山萸肉 10g，杜仲 15g，女贞子 15g，旱莲草 10g，枸杞子 10g，人参 10g，当归

15g，甘草5g。

方解：《景岳全书》中之大补元煎，是重在滋阴补肾的方剂。方中熟地黄、山萸肉、枸杞子、女贞子、旱莲草滋补肝肾之阴更捷。人参、当归气血双补。茯苓、怀山药、甘草开胃健脾，脾运则髓生。杜仲强腰助阳，若四肢不温，加桂附。

5. 痰浊型

主症：头痛昏蒙，时有发作，胸脘痞满，呕吐痰涎，舌苔白腻，脉弦滑。

病机：素体质差，脾失健运，湿阻中焦，痰浊内生，上蒙清阳，故头痛时作，晕蒙沉重；痰湿壅于上、中二焦，故胸脘痞满不畅，甚则上运而恶心呕吐痰涎。舌苔白腻，脉弦滑，为痰湿内阻清阳之象。

治法：化痰降逆，健脾燥湿。

处方：川乌半夏天麻白术汤。

川乌10g，法半夏15g，天麻15g，白术10g，陈皮15g，茯苓15g，甘草5g，大枣15g，生姜4片，瓜蒌皮15g（含原反药：半夏与川乌、瓜蒌皮）。

方解：此方是根据《医学心悟》半夏天麻白术汤加川乌、瓜蒌皮组成的。合用川乌，上开清窍止头痛，下治身痛，瓜蒌皮、法半夏、白术、陈皮、茯苓、大枣、生姜健脾化痰，降逆止呕。天麻平肝息风。川乌温经止痛。二药合用，可治头痛眩晕。若痰湿互结，可加枳壳、厚朴，亦治胸脘痞满。

6. 瘀血型

主症：头痛经久不愈反复发作，痛有定处，刺痛、钝痛明显，面色瘀暗不华，或者外伤瘀斑，舌质紫暗，脉沉而涩。

病机：由于久病，气滞，瘀血入络，或因跌仆损伤，引起血凝气滞，瘀血阻塞脉络，故痛有定处，似为针刺。面色不华，舌质紫暗，脉沉细而涩，均属血瘀之象。

治法：活血化瘀，温经通络。

处方：通窍行血汤。

　　赤芍 15g，川芎 15g，桃仁 15g，红花 10g，葱白 7 根，生姜 3 片，大枣 15g，细辛 10g，藜芦 5g，麝香 1g（含原反药：藜芦与赤芍、细辛）。

　　方解：方中桃仁、红花、芍药提神醒脑，亦治头痛。生姜、葱白、大枣和胃补中。久病不愈者，加当归、党参、黄芪、熟地黄以补血，此方加藜芦、麝香、细辛疗效尤佳。

　　7. 偏头痛型

　　主症：开始出现一侧性头痛，常始自颞部、眼眶部或前额部，扩展到半侧头部，也有遍及全头部痛。头痛剧烈时，常伴有恶心、呕吐、便秘，偶有腹泻，舌质淡红，脉弦而有力。

　　病机：此病女性多见，青春期起痛，呈周期发作，多因月经不调，或情志郁结易怒。阴阳失调，清阳上升一侧，另一侧经络受阻，故偏侧头痛。手少阳三焦经与足少阳胆经相接，《灵枢·经脉》曰：是主气所生病者，汗出，目锐眦痛。因气滞交会受限，故额、眶部作痛，或全头痛。痛时加剧引起肠道挛缩，故伴恶心呕吐，或便秘、腹泻。

　　治法：活血止痛。

　　处方：川蔓汤。

　　当归 15g，川芎 10g，赤芍 15g，蔓荆子 10g，羌活 15g，川乌 10g，桃仁 10g，柴胡 15g，党参 15g，甘草 5g。

　　方解：方中当归、川芎、川乌、赤芍、桃仁行血止痛，蔓荆子、羌活祛风，止偏头痛。柴胡疏肝，党参、当归调和气血。

　　总之，以上二类十型头痛，为临床常见的头痛病症。从病因上不外乎外感、内伤二类。这是临床诊断的关键。外感头痛多因风邪致病为主，常有挟湿、挟寒、挟热等别；内伤头痛多因脏腑气血功能失调，与肝、脾、肾三脏关系最为密切。外感头痛多实证，内伤头痛多虚证；也有虚中挟实的，如内伤的痰浊、瘀血，肝阳头痛，多为虚中挟实。治疗方面，多标本兼治，调和脏腑功能，虚则补之，实则泻之，平肝潜阳，活血通络，随证参治。

头痛一证复杂多变，务必分清标本主次，结合循经络线，引经用药，注意整体观念，不能头痛治头，需辨证施治，如十八反药的川乌反法夏、白及，在临床上并非相反，川乌引经祛风止痛，法夏燥湿化痰，白及去旧生新各有奇功。海藻与甘草，在临床上功大无穷。海藻含碘，脏器可调，新旧虚实皆用，取而不可舍也。现代研究，海藻含海藻酸、钾、碘、粗蛋白、甘露醇、灰分、多糖等营养物质，所以，本品实属百病之良药。

第三节　咳　嗽

咳嗽是肺脏疾病的主要证候之一，可在肺脏许多疾病中表现出来。从古至今的一般认识，有声无痰为咳，有痰无声为嗽。笔者认为，痰在咳嗽之间，无咳无嗽则无痰，故咳嗽痰出。《医贯》赵献可亦持这种观点。咳则声鸣，嗽则声嗡，并非截然分别。在某症虽有咳、嗽的程度之差，但往往不能独立存在于症状之中，故名咳嗽。

咳嗽，早在《内经》中就有深刻的认识。认为热淫燥淫、炎暑、伤湿等均可致咳。《素问·宣明五气》说："五气所致病……肺为咳。"《素问·论咳》说："皮毛者肺之合也，固而客之，则为肺咳。"在《内经》五脏六腑咳之外，又将咳嗽分为十种，即风咳、寒咳、支咳、肝咳、心咳、脾咳、肺咳、肾咳、胆咳、厥阴咳等。对现代医学也有一定的研究价值。明代李梴以病因为纲，《医学入门》："咳嗽有风嗽、寒嗽、热嗽、湿嗽、郁嗽、劳嗽、食积嗽、气嗽、痰嗽、干嗽、血嗽、酒嗽、久嗽、天行嗽等共十五种"；而张仲景在《景岳全书》中提纲挈领的提出咳嗽一证，"诸家主治太繁，以余观之，咳止为二证，一日外感，一日内伤，而尽之矣。"在病机上，《医贯》指出了咳嗽与肺脾肾的关系和重要性，至今在临床上仍有指导作用。

对于咳嗽一证的辨证，大致分为两大类，一是外感咳嗽，二是内伤咳嗽。外感咳嗽，起病急，病程短，咳嗽多兼表证，属实，治以宣通肺气，禁止收敛。内伤咳嗽，起病慢，病程长，咳嗽兼脏腑内伤证，多属于虚实夹杂证，以标本虚实，调理脏腑，清肝，健脾，养肺，补脾防过散之弊。

一、外感类

1. 风寒型

主证：恶寒发热，咳嗽痰稀，咳声重浊，咽痒鼻塞，头痛或四肢关节酸痛，舌苔薄白脉浮。

病机：由于风寒犯肺，皮毛受阻，气机不畅，使肺失肃降，肺气不宣，津液不布，故咳嗽吐白色稀痰，咳声重浊；鼻为肺之外窍，经咽往来呼吸，故鼻塞咽痒；风邪侵入肌表，卫阳被遏，故头疼恶寒，肢节酸重，舌苔淡白，脉浮，是风寒阻塞肺卫之象。

治法：疏风散寒，宣肺止咳。

处方：杏苏川乌汤。

苏叶 10g，前胡 10g，麻黄 10g，杏仁 5g，半夏 15g，茯苓 15g，陈皮 10g，枳壳 15g，瓜蒌皮 10g，桔梗 15g，川乌 10g，甘草 5g（含原反药：川乌与半夏、瓜蒌皮）。

方解：方中麻黄、杏仁、甘草为宣肺止咳之要药。苏叶、前胡疏风散寒。半夏、陈皮、茯苓燥湿化痰。枳壳、瓜蒌皮、桔梗理气宽中。川乌治头痛身重，尤见奇效。

2. 风热型

主证：风热犯肺，咳嗽新起，痰稠色黄，咳声粗大，恶寒发热，头痛，咽疼，舌质红，苔薄黄，脉浮数。

病机：由于外感风热犯肺，肺为清津之脏，风热凝聚，聚津为痰，故咳嗽白黏而黄稠，咳而不爽，口渴咽痛。热邪客于皮毛，故头痛身热。因风热在表，故舌苔薄黄，脉浮数。

治法：疏风清热，宣肺止咳。

处方：桑菊饮加味。

桑叶 10g, 菊花 10g, 薄荷 10g, 桔梗 15g, 杏仁 5g, 连翘 15g, 芦根 20g, 甘草 5g, 海藻 15g (含原反药：海藻与甘草)。

方解：方中桑叶、菊花、薄荷疏风清热解表。杏仁、桔梗、海藻、甘草止咳利咽，宣肺化痰。连翘清热解毒。芦根止渴生津，共奏疏风清热，宣肺止咳之功效。

3. 燥热型

主证：恶风发热，干咳无痰，咳引胸痛，痰中带血，咳声嘶哑，鼻燥咽干，舌尖红，苔薄黄，脉数。

病机：本证常见于夏末秋初，多因气候干燥，燥热伤肺，肺津受灼，肺气失宣，故声嘶咽哑，鼻燥咽干。津不布肺，故干咳少痰。燥咳伤络，故咳嗽胸痛，痰中带血。

治法：清热润燥，宣肺止咳。

处方：桑杏贝母汤。

桑叶 10g, 杏仁 15g, 沙参 15g, 浙贝母 10g, 豆豉 15g, 山栀 15g, 梨皮 10g, 白及 15g, 川乌 10g (含原反药：川乌与浙贝母、白及)。

方解：方中桑叶、梨皮、豆豉疏散风热，杏仁止咳。浙贝清热化痰。沙参、山栀生津润燥。川乌镇静镇痛。白及亦止痰中之血。诸药合用，可起到清热润燥、宣肺、止咳止血和治胸痛的效果。

二、内伤类

1. 痰湿型

主症：咳嗽痰多，痰出咳止，痰色白而黏，胸脘痞满作闷，舌苔白腻，脉象濡滑。

病机：由于脾失健运，痰湿互结内生，痰浊上渍于肺，故咳嗽痰多，所谓："脾为生痰之源，肺为贮痰之器。" 湿痰尚未化热，阻滞于肺，阻塞于上、中焦，故胸脘作闷。舌苔白腻，脉濡滑，是痰湿内盛之象。

治法：燥湿健脾，化痰止咳。

处方：枳桔二陈汤。

枳壳 10g，桔梗 15g，半夏 15g，茯苓 15g，陈皮 10g，甘草 5g，海藻 15g（含原反药：海藻与甘草）。

方解：方中半夏、茯苓、陈皮、甘草燥湿健脾化痰。枳壳、桔梗治胸脘痞闷。海藻清热消结。此方在临床上对痰湿互结现象的咳嗽颇见疗效。

2. 肝火型

主证：气逆久咳，咳引胸胁作痛，口苦咽干，面红，心烦易怒，苔黄少津，脉弦数。

病机：由于肝气郁结化火，火气上逆灼肺，金不制木，木火刑肺，故肺失肃降而气逆咳。肝火上炎，清津受伤，故面红咽干口苦。肝脉布于两胁，肝火犯肺时，咳则胁痛。心烦易怒，苔黄少津，脉弦数，是肝火内盛之象。

治法：平肝泻火，清肺止咳。

处方：泻白川蛤散。

桑白皮 15g，地骨皮 15g，生甘草 5g，粳米 1 把，青黛 10g（布包），蛤粉 15g（布包），黄芩 15g，瓜蒌 15g，川乌 10g（含原反药：瓜蒌与川乌）。

方解：方中青黛、蛤粉、黄芩平肝降火。桑白皮、地骨皮、瓜蒌润肺止咳。甘草、粳米生津缓中。川乌入肝脾二经，祛风止痛。

3. 肺虚型

主症：肺气虚者，呼吸短促咳嗽。肺阴不足者，干咳少痰，痰中带血，午后潮热，两颧潮红，足手心热，失眠盗汗，形瘦乏力，舌红，脉细。

病机：温邪上受，首先犯肺，病久余邪未解，邪伤肺气和肺阴，使气阴不足而引起咳嗽，肺阴不足，肺气上逆，故干咳少痰，肺阴虚则生内热，热盛伤津生燥，故咽干口燥，失眠盗汗，午后潮热，手足心发热，两颧潮红，舌红，脉细而数。

治法：养阴润肺，化痰止咳。

处方：沙参麦冬海藻汤。

沙参 15g，麦门冬 15g，玉竹 15g，桑叶 10g，天花粉 10g，扁豆 15g，甘草 5g，瓜蒌子 15g，海藻 15g，杏仁 15g（含原反药：海藻与甘草）。

方解：方中沙参、麦门冬、玉竹、花粉、瓜蒌子、杏仁养阴生津，润肺止咳。桑叶、海藻清热化痰。扁豆、甘草健脾补中，以培土生金。

总之，咳嗽是肺系最常见的一种疾病。在临床上，一般分为两大类，外感类有风寒咳嗽、风热咳嗽、燥热咳嗽；内伤类有痰湿咳嗽、肝火咳嗽、肺虚咳嗽。外感咳嗽起病较急，病浅易治，病程较短，多属实证；内伤咳嗽发病缓慢，多属里征，属虚，病程较长。痰色白清稀为寒；痰黄稠浊为热，黄稠如脓为热毒较盛；痰清稀多量为湿，干咳少痰较黏难出为燥，虚火内盛伤阴为虚。因此，在治疗时，应根据标本缓急，辨证论治，随方用活。同时要掌握季节、气候、饮食、个体差异和服药禁忌食物，从而达到治愈的目的。在治疗咳嗽病时，常选用宣发、升降、温里、清热、润燥、收敛等手法治疗。辨证清楚，用法灵活。

第四节　哮　喘

哮与喘证各有不同的特征，但在临床上往往哮必兼喘，故称为哮喘。哮，《辞源》说为："虎怒声。"哮为喉中鸣响，呼吸急促。《内经》虽无哮证之名，但有"喘鸣"的记载。汉代张仲景对哮喘作了许多论述，也未单独列出哮证的病名。后来宋代医家对哮证的病因病机、临床特点有了明确的认识，提出了哮证的病名。《辞海》说："喘，呼吸急促也。"喘证是以呼吸急促，张口抬肩，鼻翼煽动为主证。《灵枢·五阅五使》说："肺病者，喘息鼻张。"《内经》早有"喘息"的记载，详细地描述了喘证发作的不同证候；后来张仲景也有不少的条文论喘，进一步发展了《内经》的认识，立下了不少的哮喘方剂。如小青龙汤、麻黄汤、麻杏石甘汤、射干麻黄汤、桂枝加厚朴杏子汤等，一直对后世治喘起到了指导作用。隋代巢元方《诸病源候论》中强调喘有虚实之分；宋代医学家对喘证的治疗日趋深刻。如《圣济总录》、《济生方》、《鸡峰普济方》、《仁斋直指方》等，是当时的代表作，对喘证的病因病理以及治疗作了详细阐述。金元时代医家朱丹溪首将"哮"作为独立病名论述。历代医家对喘证的认识积累了丰富的经验，王肯堂《证治准绳》说："哮与喘相类，但不认喘开口出气之多……以胸中多痰，结于喉间，与气相搏，随其呼吸，呀呷于喉中作声……待哮出喉间之痰去，则声稍息；若味不节，其胸中未尽之痰，复以辛味相结，哮必更作。"在治疗方面，李士材在《医宗必读》中提出："哮证是喘而非……宜避风寒，时节厚味，禁用凉剂，故风邪难解，禁用热剂，理气疏风勿忘根本。"笔者认为：喘不离哮，声响程度之差，痰结肺与气道，呼吸不利，喘鸣齐发。在治疗上，哮喘共治为佳。历代医家对哮喘证的认识积累了丰富的经验。新中国成立后，通过肺、脾、肾脏腑的实质性研究，开展中医治疗，群方防治，对慢性支气管炎、肺气肿、肺心病的治疗有了新的提高。

　　哮喘属于西医呼吸系统疾病。如慢性支气管炎、支气管哮喘、肺炎、肺气肿、肺结核、尘肺、肺脓肿、慢性肺源性心脏病、心源性哮喘等疾病出现的呼吸急促、窘迫综合征均可按照中医学的哮喘论治。在治疗时，哮喘药物多同时应用，故将哮喘分为实证与虚证两大类七型论治；在临床上，哮喘共治，往往收到平哮治喘的功效，同时也收到治喘哮止的功效，所以共治哮喘效果尤佳。

一、实证类

1. 风寒型

主症：喘息哮鸣，呼吸急促，嗽咳声高气粗，初起恶寒头痛，胸膈满闷不适，面色灰暗青紫，唇绀，痰稀色白，苔薄白，脉浮紧。

病机：肺司呼吸，与皮毛相表里，风邪先犯皮毛，卫气受阻，内热外寒，故恶寒头痛，肺气失宣，故呼吸急促，胸膈满闷不适。寒邪伤肺，凝液成痰，故咳嗽声高气粗。虚寒内盛，水饮停聚，故吐痰清稀，色白稠黏。面色青紫，唇绀，苔薄白，脉浮紧，是哮喘呼吸急促困难的象征。

治法：温肺散寒，化痰降逆。

处方：加味青龙汤。

麻黄 10g，桂枝 10g，杭白芍 10g，半夏 15g，干姜 10g，细辛 5g，五味子 5g，甘草 5g，杏仁 5g，川乌 5g（含原反药：半夏与川乌）。

方解：方中麻黄、桂枝发汗解表。半夏、杏仁止咳平喘。干姜、细辛、川乌、五味子温肺化痰，降逆止咳。桂枝、赤芍调营和卫。细辛、川乌散寒，止头痛。本方以开阖结合，防散敛之弊，其总的作用，为宣肺温散，化痰治哮平喘。

2. 风热型

主症：喘促哮鸣如吼，指胸气粗，恶风发热头痛，痰黄黏稠，咳吐不利，面赤有汗，口渴口苦，哮喘不安，舌质红，苔黄腻，脉数而弦滑。

病机：多由外感热邪侵袭于肺，或寒邪犯肺久而不解，寒邪化热，邪热炽盛，灼伤肺叶，其气上逆气粗，痰稠不利，故喘促哮鸣，口渴口苦。肺受热迫，机能受碍，故恶风头痛，面赤有汗。舌质红，苔黄腻，脉数而弦滑，是风热型哮喘的象征。

治法：清热宣肺，止咳平喘。

处方：加味定喘汤。

白果 10g（冲），麻黄 10g，杏仁 15g，半夏 15g，苏子 10g（炒），黄芩 15g，桑白皮 10g，款冬花 10g，甘草 5g，石膏 50g，海藻 15g，芫花 5g（布包），瓜蒌 15g（含原反药：海藻、芫花与甘草）。

方解：方中麻黄，宣肺定喘。黄芩、桑白皮、海藻清热肃肺。杏仁、半夏、苏子化痰降逆。款冬花、芫花、瓜蒌化涎痰治哮。白果收敛肺气，防过散之弊。石膏重用，解肌，清里，除烦。甘草止咳和中。

3. 痰浊型

主症：喘咳多痰，白色痰液而黏，胸中满闷，纳呆气粗，或咳时干呕，舌苔厚腻色白，脉滑。

病机：脾喜燥恶湿，由于脾失健运，积湿成痰，痰浊壅肺，脉络受阻，故喘逆咳嗽，胸中满闷。痰浊困阻中焦，肺胃失和，故纳呆气粗，咳时呕恶。舌苔白腻，脉滑，是湿盛的象征。

治法：利湿祛痰，宣肺平喘。

处方：三子清暑汤。

苏子 10g（炒），白芥子 10g（炒），莱菔子 15g，海藻 15g，藿香 15g，厚朴 10g，茯苓 15g，半夏 10g，泽泻 5g，杏仁 5g，陈皮 15g，甘草 5g（含原反药：海藻与甘草）。

方解：方中苏子、芥子、莱菔子祛痰降逆，平喘。半夏、茯苓、陈皮、甘草燥湿健脾。藿香、海藻、泽泻清热利湿。厚朴宽中。痰湿型哮喘，多发生夏秋季节，长夏大气潮湿，壅塞肺胃，故以清暑利湿，祛痰平喘尤佳。

4. 瘀郁型

主症：喘促气憋，心悸，咳喘气涌，胸中烦满，呃逆多气，胁肋作痛，喜冷饮，面红咽干，痰黏稠带血，唇边夹紫，苔黄腻，脉滑数。

病机：多因情志不舒，月经不调，肝气郁结，冲逆犯肺，故咳喘气涌，呃逆多气，心悸胁肋作痛，肝肺络脉不和，故胸中烦满。肺失和降，故喘促气憋。脾胃素热蕴结，饮食厚味化热，痰湿壅滞久郁，表邪不去入里，热灼成痰，肺络受损，故咽干面红，喜冷饮，痰黏稠带血。肝郁气滞犯肺，舌边尖红，唇紫，苔黄腻，脉滑数，气血，湿热瘀郁的象征。

治法：舒肝降逆，清热平喘。

处方：麻杏海藻汤。

乌药 15g，沉香 10g，槟榔 15g，枳实 10g，木香 10g，麻黄 10g，杏仁 5g，石膏 50g，甘草 5g，柴胡 10g，海藻 15g，芫花 5g（布包）（含原反药：甘草与海藻、芫花）。

方解：以五磨饮为主方，有芳香行气、开郁降逆之功效。方中柴胡疏肝解郁。麻黄、杏仁石膏宣肺泄热，平喘。海藻、芫花、甘草有止咳，祛痰，平喘，除饮之功效。

二、虚证类

1. 肺气虚型

主症：喘促咳嗽，语言无力，痰少不爽，咳声不扬，心悸肢冷，面色苍白，自汗畏风，舌质淡，苔薄白，脉细弱。

病机：由于其他病证未治疗彻底，寒热邪留不去，久咳伤肺，致肺气阴两虚，肺虚则呼吸失调，气失所主，故咳嗽喘促，语言无力，咳声不扬。肺气虚亏，呼吸气逆，推动脉络受限，故心悸肢冷，面色苍白。肺与皮毛相表里，肺气虚，皮卫失守，故自汗畏风。舌质淡，苔薄白，脉细弱，是肺虚的表现。

治法：补益肺气。

处方：生脉补肺汤。

人参 10g，黄芪 15g，熟地黄 15g，五味子 10g，紫菀 10g，桑白皮 15g，麦门冬 15g，藜芦 5g。（含原反药：人参与藜芦）。

方解：方中人参、黄芪、甘草益气补肺。熟地黄、五味子养阴。麦门冬、藜芦生津敛肺。紫菀、桑白皮化痰降气，止咳平喘。

2. 脾气虚型

主症：喘促气短咳嗽，倦怠无力，食即胀满，咳痰量多，黏稠色白，便溏或食后即便，舌质淡，苔白腻，脉弱缓。

病机：多因久病后，脾气亏虚。脾失健运，使湿停痰聚，或脾虚多寒，寒湿凝聚成疾，壅塞于肺，故气短，食欲不振，或进食胀满，倦怠乏力，肺虚咳嗽，痰量多，黏稠色白。肺脾两虚，脾失健运，故便溏或食后解便。舌苔白腻，脉弱缓，是脾虚寒湿盛的征象。

治法：益气健脾，祛痰平喘。

处方：六君三子汤。

党参 15g，黄芪 15g，茯苓 15g，白术 15g，半夏 15g，陈皮 15g，甘草 5g，莱菔子 15g，白芥子 15g，苏子 15g，海藻 15g（含原反药：海藻与甘草）。

方解：方中党参、白术健脾益气。茯苓、法夏、陈皮燥湿化痰。海藻、苏子、白芥子利湿降逆，平喘化痰。莱菔子消胀除满。黄芪、甘草补中益气，亦治便溏。

3. 肾虚型

主症：喘促日久，呼多吸少，气不得续，动则喘促更甚，肢冷面青，舌质淡，脉沉细弱。

病机：奇难杂病日久不愈，久病伤肾，肾虚则不纳气，故呼多吸少，气不得续。或肺病日久，气阴耗竭，肺失肃降，肾之真元受损，根本不固，气失摄纳，肺肾两虚，故不动尚可，动则气喘更甚。肢冷面青，是肾阳不能温养四肢的现象。舌质淡，脉沉细，属阳虚之象。

治法：补肾纳气，温肾助阳。

处方：麦味肾气丸。

熟地黄 15g，山药 15g，山茱萸 10g，茯苓 15g，泽泻 5g，牡丹皮 10g，麦门冬 10g，五味子 10g，肉桂 10g，附子 10g（先下），白及 15g（含原反药：附子与白及）。

方解：方中六味地黄丸加麦门冬、五味子益肾纳气。加肉桂、附子温肾助阳。白及收敛肺气生血，以助肾纳气，使阳气复，肢温面和，气得摄纳。

三、虚实综合型

主症：恶寒发热，有汗或无汗，咳嗽痰多，稀稠多变，或痰中带血，喘不能平卧，午后潮热，背心有掌大吹风样冷，全身酸重，浮肿，舌苔白腻，边尖红，脉象细数或滑数。

病机：由于久病伤及肺、脾、肾三脏，使肺气、脾气、肾阴肾阳俱虚，若遇风寒束表，风热犯肺，卫气不固，则恶寒发热或热重寒轻，有汗或无汗，七情忧思气结，郁怒伤肝，肝气犯肺，久病肺肾虚弱，肾不纳气，或饮食伤脾，使脏器受损，互为因果，哮喘互见，咳嗽气促，不得平卧。阴虚生内热，热灼肺津，故午后潮热，痰中带血。背为肺脏之窗，卫外之气不固，故背心有掌大吹风冷，全身酸重。饮食伤脾，脾失健运，湿困肌肤，故浮肿多变。舌苔白腻，边尖红，脉细数或滑数，是虚实夹杂之征象。

治法：寒热平调，祛痰除饮，止咳平喘。

处方：治喘汤。

海藻 15g，芫花 5g（布包），桂枝 15g，赤芍 15g，麻黄 10g，半夏 15g，杏仁 5g，干姜 10g，细辛 10g，五味子 10g，百部 10g，天南星 10g，柏树果 30 粒，藜芦 5g，川乌 10g，甘草 5g（含原反药：海藻、芫花与甘草；赤芍、细辛与藜芦；川乌与半夏）。

方解：方中海藻清热利水，散结消痰，助麻黄、桂枝解表，宣肺化饮。芫花涤饮泻水，化痰除痹，助半夏、杏仁止咳平喘。川乌、桂枝、干姜温经散寒，调营和卫，治咳嗽胸痛。藜芦生津，化痰除饮，可制半夏之燥。细辛与五味子收散结合。加干姜防散敛之弊。赤芍凉血养阴。甘草止咳和中。此方可解表清里，温经活络，祛痰除饮。对痰湿互结，清窍受阻，虚实夹杂的综合征，会收到得心应手的治疗效果，不受季节限制，常可对症用之。

总之，哮喘证是临床常见而又难根治的肺系疾病，但经十八反的尝试，自拟了“治喘汤”，在治疗哮喘方面有了新的起步，新病可治，久病亦获良效。哮喘发作时，痰湿交阻，表现为邪实。若反复发作，气阴耗损，肺、脾、肾俱虚，则平时表现为虚实综合之象，前人有“发时治标，平时治本，发时治肺，”平时治脾，“发时止哮平喘，平时补益肺肾”之说。笔

者认为：正邪须辨主次，虚实寒热，互为因果，在治疗时抓住
重点，适当兼顾，随时应变。

第五节　肺　痨

痨者劳也，劳困疲惫也。肺痨是因体质虚弱，痨虫（结
核杆菌）袭肺所致的以咳嗽，咯血，盗汗潮热，消瘦，乏力
为临床主要特征的传染病，是肺系慢性虚弱性疾病。

此病古代用名甚多，说明有传染性的病名有尸疰、劳疰、
毒疰、鬼疰、虫疰、疰碟、传尸、痨瘵等。严用和《济生方》
说："夫疰者，注也，自上疰下，病原无异是之为疰。"在
《丹溪心法·劳瘵篇》说："疰者，注也，自上自下，相传骨
肉，及致灭门有之。"笔者认为：疰者，流注也，由内向外肺
传筋肉，久疰成痨，肌消也。从证状点名的有骨蒸、痨嗽、疳
痨、急痨、传尸、骨蒸等。笔者认为：痨者结核也，肺痨即肺
结核，一统用名，实为合理。

肺痨，早在《内经》中就有记载。如在《素问·玉机真
脏论》说：大骨枯槁，大肉陷下，胸中气满，喘不便，内痛
引肩项，身热，脱肉破结。《灵枢·玉版》说："咳，脱形
身热，脉小以疾"等。充分地说明了肺结核在体内的发展
转变过程。笔者认为：在中药治疗时重在杀虫，滋补次之。

《难经》和《金匮要略》将肺痨归结在虚损和虚痨的范围
内，华佗《中藏经·传尸篇》说："传尸者非一门相染而成
也。""人之面气衰弱脏腑虚赢"可"染而成疾"。唐代孙思邈
《千金方·九虫》说："劳热生虫在肺。"明代李梴《医学入
门》指出肺痨必具其六：潮热、盗汗、咳嗽、咳血、遗精、
泄泻，妇女可有月经不调。绮石《理虚元鉴·治虚有三本》
说："肺、脾、肾而已。"

总的说来，对肺痨的认识，始于《内经》时代，成于隋
唐、宋、元、明几代医家补充，理、法、方药趋于完善。

1. 肺虚型

主症：干咳少痰，痰黏稠色白，时有痰中带血，声嘶，午后潮热，两颧发红，手足心热，咳嗽胸痛，食少乏力，肌瘦，动则心悸，舌边尖红，脉细数。

病机：肺主气，司呼吸，为清肃之脏，喜清润，恶燥烈，而不耐受外邪侵袭。若外邪所侵，肺阴受损，痨虫蚀肺，使之阴虚肺燥，故干咳痰黏，或痰中带血，咳嗽胸痛，声嘶。阴虚生内热，故两颧发红，手足心发热。肺气虚伤及脾胃，生化失常，故食少乏力，肌瘦。血失所养，动则心悸。舌边尖红，脉细数，是肺气两虚的征象。

治法：祛邪扶正，止咳杀虫。

处方：结核Ⅰ号方。

海藻15g，芫花5g（布包），桂枝15g，赤芍15g，干姜10g，北细辛5g，五味子10g，白蔹10g，南星10g，百部10g，半夏15g，杏仁5g，藜芦5g，川乌10g，甘草5g，沙参10g，白及10g。（含原反药：海藻、芫花与甘草；赤芍、北细辛、沙参与藜芦；白蔹、白及、半夏与川乌）。

方解：方中桂枝、细辛宣肺解表。南星、百部、藜芦、白及、半夏、杏仁杀虫止咳，止血。海藻、芫花祛痰除涎。干姜、川乌散寒温络，止咳嗽胸痛。沙参、五味子、白蔹、甘草健脾祛邪，祛瘤生肌。沙参、藜芦生津润燥。此方对肺结核初起的治疗，尤其正虚邪实的证候，屡见奇效。

2. 肺肾两虚型

主症：反复咯血，量多色鲜，劳热骨蒸，夜寐盗汗，五心烦热，多梦，遗精，呛咳痰少，痰黄稠黏，胸胁掣痛，烦躁欲怒，女子月经不调，舌质红绛，脉细数。

病机：因呛咳反复，肺燥火盛，故痰中带血，量多色鲜。肺阴亏耗，肺失肃降，致肾水亦亏，水不济火，致阴虚火旺，故骨蒸潮热，盗汗。由于水不涵木，水不济火，心肝火旺，故五心烦热，失眠多梦，男子遗精，女子月经不调，烦躁易怒。热灼肺络，故痰少黄而黏稠，胸胁掣痛。舌质红绛，脉细数，是阴虚气弱的征象。

治法：杀虫止咳，润肺养肾。

处方：结核Ⅱ号方。

海藻 15g，芫花 5g（布包），桂枝 10g，赤芍 15g，百部 10g，百合 15g，麦门冬 15g，熟地黄 15g，生地黄 15g，川乌 10g，白及 15g，半夏 15g，玄参 15g，藜芦 5g，南星 10g。（含原反药：川乌、白及与半夏；赤芍、玄参与藜芦）。

方解：方中百合、麦门冬润肺生津。海藻、玄参、赤芍、二地黄滋阴养肾，清热除烦。芫花、藜芦、百部、南星、半夏止咳杀虫。桂枝、川乌温经调营，治胸胁掣痛，对肺肾两虚的结核病治疗亦获满意的效果。

3. 气血两虚型

主症：咳嗽咯血，骨蒸盗汗，形体消瘦，喘息气短，声嘶音哑，畏风形寒，自汗，面肢浮肿，纳差，大便溏薄，舌尖淡红，脉象微细。

病机：久咳伤肺，络脉受阻，故痰中有血，肺气不足，肺阴虚亏，阴虚火旺，故骨蒸潮热，盗汗。肺气耗损，则气无所主，卫阳不固，故见喘息气短，自汗。自汗、盗汗伤津，声道失润，则声嘶音哑。肺合皮毛，卫气失守，故畏风形寒。气血两虚，脾运不健，则食少纳差，大便溏薄。脾主肌，运化失权，故形体逐日消瘦。由于气血两虚，气不化水，故见面浮肢肿。舌质淡红，脉细微，为气血两亏之象。

治法：止咳杀虫，健脾益气。

处方：结核Ⅲ号方。

人参 10g，沙参 15g，五味子 10g，瓜蒌皮 15g，百部 10g，白及 15g，百合 15g，茯苓 15g，贝母 10g，阿胶 10g，三七 10g，川乌 10g，干姜 10g，麦门冬 10g，海藻 15g，法半夏 15g（含原反药：瓜蒌皮、半夏、贝母、白及与川乌）。

方解：方中人参、茯苓、沙参补气健脾益肺。五味子、百合、麦门冬养阴生津。当归化血。瓜蒌皮、贝母、百部杀虫止咳。白及、三七、阿胶止血和营。川乌、干姜散寒止痛，防过敛之弊。海藻利水消肿。

总之，本病除重视药物治疗外，还应注重食疗，加强体育锻炼，禁止摄入生冷食物，戒烟戒酒，注意四时寒温等。还应做到早诊断，治疗及时。初期须强化治疗，多获康复。治疗不及时或不当，经久不愈，体质渐衰，肌肉消瘦，肌肤甲错，声嘶咽痒，泄泻不制，内热不退，自汗或盗汗，喘息气短，动则心悸，面肢浮肿，均为愈后的不良反应。

近年来，由于抗痨药的广泛应用，采取积极措施，中西结合，对症分期处理，已不是危害生命之症了。通过十八反的自身尝试和临床验证，总结出结核Ⅰ、Ⅱ、Ⅲ号方，在临床取得满意的效果，无毒副作用。笔者认为：治疗肺痨重在杀虫，次以调之，次以补之。此病多变，伤及脾肾，涉及心肝，务必严加观察，早诊断早治疗，一般愈后比较良好。

第六节　痹　证

痹者，阻闭不通也。痹证是由风、寒、湿、热等外邪侵入人体，阻闭经络，使气血运行不畅，肌肉、经络、关节发生酸痛、麻木。重者，伸屈不利，甚至关节肿大积液和灼热等。如张仲景的风湿、湿痹、历节的论述。后世医家有历节风、白虎风、痛风、鼓槌风、鹤膝风，表明了此证的特征和痹证的范畴。

本证最早见于《内经》，对其病因、病理、证候分类作了系统的描述，为后世治疗和研究奠定了基础。如《素问·痹论》说"风、寒、湿三气杂至，合而为痹也。其风气胜者为行痹，寒气胜者为痛痹，湿气胜者为着痹。""冬遇此者为骨痹，春遇此者为筋痹，夏遇此者为脉痹，以秋遇此者为皮痹。""五脏皆有合，病久而不去者，内舍于其合也，故骨痹不已，复感于邪，内舍于肾；筋痹不已，复感于邪，内舍于肝；脉痹不已，复感于邪，内舍于心；肌痹不已，复感于邪，内舍于脾；皮痹不已，复感于邪，内舍于肺。所谓痹者，各以其实，重感于风寒，湿之气也。"《金匮要略·中风历节病》说：病历节不可屈伸疼痛，乌头汤主之。《医宗必读》谓在外者祛之尤易，入脏者攻之实难。在外者散邪为急，治正者养正为先。治行痹者散寒为主，御寒利湿，仍不可废。大抵参以补血之剂，盖治风先治血，血行风自灭也。治痛痹者散寒为主，散风燥湿，仍不可缺。大抵参与补火之剂，非大辛大温，不能释其凝寒之害也。治着痹者，利湿为主，祛风解寒湿不可缺，大抵参以补脾气之剂，盖土强可以胜湿，而气足自无顽麻也。笔者认为：痹证风行，寒凝湿阻也，肝、脾、肾失主，肝藏风，脾受湿，肾不利水，三腑无奈而致痹也，偏肝受邪者风痹也，偏脾受湿者着痹也，治宜祛风，利湿，温经，肾着汤主之。

痹证大抵属于西医学的风湿性关节炎、类风湿性关节炎、结核性关节炎、化脓性关节炎、神经炎、坐骨神经痛等病。现将痹证分以下四型论治：

1. 风寒型

主症：肢体关节重痛，痛无定处，伸屈不利，得热痛减，遇寒痛甚，观之不红，触之不热，重者肢体麻木，舌苔薄白，脉弦紧。

病机：由于风寒邪气痹阻经络，血行不畅，故肢体关节重痛，屈伸不利。风为阳邪，善行易变，寒为阴邪，寒收多凝，故遇寒则痛甚，得热痛减。寒为阴邪，故观之不红，触之不热。舌苔薄白，脉象弦紧乃风寒致痛之象。

治法：温经散寒，祛风止痛。

处方：瓜蒌乌头汤。

川乌10g，麻黄10g，赤芍15g，黄芪20g，甘草5g，瓜蒌15g，桂枝10g，干姜10g（含原反药：川乌与瓜蒌）。

方解：方中川乌、干姜温经散寒，除痹止痛。桂枝散寒通阳，调和营卫。赤芍、瓜蒌消炎，散结止痛，活血除痹。黄芪达表益气。甘草和中，助黄芪益气补中。

2. 风湿型

主症：肢体关节疼痛，重着，手足沉着，痛有定处，活动受限，局部红肿，肌肤麻木不仁。舌苔白腻，脉象滑而濡。

病机：此证多因感受风、寒、湿邪所致，而湿邪偏胜者为着痹，又称湿痹。湿为阴邪，重浊黏滞，湿邪内蕴，内外邪合，故肢体关节疼痛，重着，手足沉重，活动受限。湿性濡滞患处，故局部红肿热痛。肌肤麻木不仁也与湿邪伤阳，阳气不布，脉络受阻有关。舌苔白腻，脉濡而滑，这是湿邪偏胜之象。

治法：祛风除湿，通络止痛。

处方：三川薏苡仁汤。

川芎 15g，川乌 10g，川楝子（炮）7 枚，苍术 25g，薏苡仁 40g，半夏 15g，羌活 15g，独活 20g，防风 15g，当归 15g，桂枝 10g，干姜 10g，甘草 3g（含原反药：川乌与半夏）。

方解：方中川芎行血止痛，川乌温经止痛，川楝子行气止痛，三药合用止痛功捷。薏苡仁、苍术、半夏健脾除湿。羌活、独活、防风胜湿止痛。桂枝和营，当归行血生血，干姜散寒，甘草健脾和中，助其祛湿。

3. 风湿热型

主症：肢体关节剧烈疼痛，局部灼热红肿，得冷则舒，痛不可解，活动不利，屈伸不便，或局部红斑，流注等。多伴有发热、恶风、出汗、口渴、烦躁不安等症状，舌苔黄或燥腻，脉滑而数。

病机：风湿热痹多属阳盛，湿热内蕴，加外感风、寒、湿邪与热所郁，热从火化，郁阻经络，血流不利，故肢体关节疼痛剧烈，局部灼热红肿，得冷则舒。湿热偏胜，伤气损络，故关节肿痛加剧，痛不可触，活动不利，屈伸不便，甚至局部红斑，流注成疖。发热，恶风出汗，口渴，舌苔黄燥，脉滑数，是湿热偏亢之象。

治法：清热止痛，祛风除湿。

处方：白虎海藻汤。

知母 10g，石膏 40g，甘草 5g，粳米 15g，黄柏 10g，苍术 20g，海藻 15g，芦根 15g，地骨皮 15g，薏苡仁 40g（含原反药：海藻与甘草）。

方解：方中知母、黄柏、海藻、地骨皮清热养阴。石膏甘寒，质重。海藻咸寒体轻，为清热除烦的主药。芦根清热生津。苍术、薏苡仁健脾除湿。地骨皮清热凉血。甘草、粳米养胃和中，湿去痛减，屈伸则便。

4. 风寒湿热型

主症：肢体关节疼痛，游走不定，得热痛减，遇寒痛增，时有关节酸痛重着，局部红肿，痛不可及，一般体温不高，寒热征象均不突出，舌苔薄白，脉弦滑而数。

病机：此证多因风寒暑湿诸邪从外而入，邪气痹阻经络和筋骨之间，因气候变化，寒暖不调，环境不适，起居不慎，冒风涉水，久处湿地，感受风热，湿热相合，感受风寒，寒湿凝聚。这样外邪伤正，正不胜邪，腠理不密，卫外不固，故肢体酸重，关节疼痛，寒热不定。

治法：舒经通络，活血止痛。

处方：独活川乌汤。

独活 15g，寄生 10g，秦艽 10g，防风 15g，细辛 10g，当归 15g，赤芍 15g，川芎 15g，生地黄 15g，杜仲 15g，牛膝 10g，茯苓 15g，桂枝 10g，川乌 10g，藜芦 5g，甘草 5g（含原反药：赤芍、细辛与藜芦）。

方解：方中独活、防风、秦艽、川乌祛风除湿。桂枝、细辛、藜芦调和营卫，散寒除痹。当归、赤芍、生地黄养阴凉血。川芎、牛膝强筋壮骨，行血止痛。杜仲补益肝肾，茯苓、甘草益气扶脾（即独活寄生汤加减）。

总之，治疗痹证，要辨轻重盛衰，病程长短，病势缓急，虚实之偏，或虚实夹杂，还应分清属寒、属热、属风、属湿或是风寒、风湿、风热、风寒湿热夹杂的证候。治疗法则，为祛风、散寒、清热、除湿、通经活络、行血止痛，兼以健脾益气、温肾助阳、补血养肝。根据病情的虚实，病候所属，症状之偏，随证用药。

第七节　胃脘痛

胃脘痛是指两胁下线以上至鸠尾，形状如梯的部位疼痛，称为胃脘痛，又称胃痛。其症发生在胃部，在临床上大抵属于近代医学的慢性胃炎、胃溃疡、十二指肠炎、十二指肠球部溃疡以及胃酸过多等病所引起的疼痛。

古代文献中所述的胃脘痛，多以"心痛"代之。一则说明胃脘痛是胃痛，二则说明胃脘痛是由心痛所引起，或者是疼痛的部位都在同范围。其实在临床上二者应该严格区分开。就胃痛的原因，《内经》指出胃脘痛多因受寒，肝气不舒，内热所致。《素问·举痛论》说："寒气客于肠胃之间，膜原之下，血不得散，小络急引故痛"。《素问·六元正气大论》说："木郁之发，民病胃脘当心而痛。"《济生方》说："皆外由六淫，内由七情，或饮啖生冷果食之类，使邪气搏于正气，邪正交击，气闭塞，郁于中焦，遂成心痛"，说明胃痛的范围，与心痛是有区别的。

胃痛与真心痛的鉴别：胃痛多有既往史，胃区疼痛，常伴有嗳气、胃酸、烧心、纳差，饮食不节。真心痛，有心脏病史，痛在心窝部，多见于中年人，伴有胸闷憋气，心悸怔忡，唇甲紫黯，脉象结代等证。

现将胃痛分八型论治：

1. 湿热型

主症：胃脘胀满，疼痛灼热，泛酸嘈杂，渴而不欲饮，舌质红，苔白腻黄，脉象弦滑而数。

病机：湿于湿热蕴结，气机不畅，故胃脘胀满，疼痛灼热。气郁伤肝，郁结化热，伤及脾胃，或饮食失调，食积胃脘，脾运失职，湿滞中焦，故嘈杂泛酸，渴而不饮。舌苔白腻微黄，脉弦滑而数，是湿热内蕴的征象。

治法：清热利湿，理气和中。

处方：加味芫花汤。

芫花4g（布包），海藻15g，枳壳15g，桔梗15g，半夏15g，茯苓15g，陈皮15g，栀子15g，苍术20g，厚朴15g，甘草5g，黄连10g（含原反药：芫花、海藻与甘草）。

方解：方中芫花、海藻清热利湿，制胃中的痰涎。苍术、半夏、茯苓燥湿和胃。厚朴、陈皮、枳壳理气宽中。桔梗升举清阳。栀子、黄连清三焦之热，又偏重清中焦之热，治胃脘嘈杂，灼热疼痛。茯苓、甘草开胃和中。

2. 虚寒型

主症：痛作绵绵，喜暖喜按，食进则缓，呃逆反酸，或吐清水，神疲乏力，四肢不温，食少便溏，舌质淡，苔薄白，脉沉细而弱。

病机：胃痛及脾，脾胃阳气虚衰，素体虚弱，阴寒内生，故胃病绵绵，喜暖喜按。饮食不节，生冷不惧，湿聚寒盛，故呃逆反酸，或吐清水。胃失和降，逆气上行，脾阳不振，四肢不得温煦，水谷精微不能生化，故神疲乏力，四肢不温，大便稀溏。舌质淡，苔薄白，脉沉细弱，是脾胃虚寒之象。

治法：温中散寒，和胃止痛。

处方：香砂乌及六君汤。

木香10g，砂仁10g，党参15g，陈皮15g，茯苓15g，白术10g，川乌10g，白及15g，法半夏15g，甘草5g（含原反药：川乌与白及、法夏）。

方解：方中党参、茯苓、白术、甘草健脾益气。木香、陈皮、半夏、砂仁燥湿和胃，制呃逆反酸。川乌散寒止痛，白及维持新陈代谢，亦止血止痛。

3. 气滞型

主症：胃脘胀痛，连及两胁，嗳气呕恶，怒则加重，喜太息，舌苔薄白，脉沉弦。

　　病机：因情志不舒，肝气郁结，横逆犯胃，肝胃不和，气郁作胀，郁结不通，不通则痛，故胃脘胀痛，连及两胁。气机受阻，胃失和降，故嗳气呕恶。情志不舒，诱发病情加重。舌苔淡白，脉象沉弦，为肝郁气滞的征象。

　　治法：疏肝理气，和中止痛。

　　处方：柴胡川乌汤。

　　柴胡15g，陈皮15g，白芍10g，枳实10g，甘草5g，川芎10g，香附10g，川乌10g，白及15g（含原反药：川乌与白及）。

　　方解：此方由四逆散加味而成，调和气血。方中柴胡疏肝解郁升清气，枳实开气结，除浊气，二药合用，解郁散结，宣通气机。白芍、甘草柔肝解痉，缓急止痛。香附调血中之气，和中止痛。川乌、白及活络止痛，去腐生新。

　　4. 食滞型

　　主症：进食后突然发作，畏按厌食，胸脘胀满，击如鼓声，得嗳气或矢气则舒，四肢不温，大便怪臭量多，苔腻，脉弦滑。

　　治法：消食导滞。

　　处方：保温汤。

　　山楂15g，神曲15g，半夏10g，茯苓15g，陈皮10g，莱菔子10g，麦芽20g，连翘10g，川乌10g，瓜蒌子15g，甘草5g（含原反药：川乌与半夏、瓜蒌子）。

　　方解：此方以二陈汤和中化痰。焦三仙消痞除胀，消食导滞。莱菔子、瓜蒌子宽中下气，消积滞。连翘清热祛腐除食积。川乌治食滞胃痛，温经散寒，四肢不温。甘草和中缓急。

　　5. 血瘀型

　　主症：刺痛不移，食后痛甚，拒按，吐血便黑，或似咖啡色，面色黯淡无华，唇白口淡，舌黯有瘀斑瘀点，脉象细涩。

　　病机：初病在气，久病久络，胃刺痛不移，是气滞络阻，瘀血内停。瘀血阻络，新血不生，故面色无华黯淡，大便色黑。唇白口淡，是血不足之象。舌质黯，有瘀斑瘀点，脉涩，是血瘀的征象。

治法：活血化瘀，和胃止痛。

处方：白蔹四物汤。

五灵脂 10g，蒲黄 10g，当归 15g，生地黄 15g，川芎 15g，白芍 15g，白及 15g，白蔹 10g，川乌 10g（含原反药：川乌与白及、白蔹）。

方解：方中五灵脂、蒲黄、川芎、川乌活血止痛。白芍、生地黄凉血养阴。当归、白及、白蔹生血止血，去瘀生新。

6. 脾气虚型

主症：胃脘隐隐作痛，喜按喜暖，热食则缓，泛吐清水，神疲乏力，大便稀溏，舌淡苔薄白，脉沉细而弱。

病机：体质虚弱，脾阳气衰，寒自内生，饮食失节，运化失常，湿聚寒凝，故胃隐痛绵绵，喜按喜暖，得热或食则缓，寒湿上逆则吐清水，脾气虚弱，运化失常，不能生化水谷精微，故神疲乏力，大便稀溏，舌淡苔薄白，脉细弱，是脾虚的征象。

治法：健脾益胃，散寒止痛。

处方：桂附理中加味汤。

木香 10g，砂仁 10g，人参 10g，茯苓 15g，白术 10g，甘草 5g，上桂 10g，附子 10g，干姜 10g，半夏 15g（含原反药：附子与半夏）。

方解：方中人参、茯苓、白术、甘草健脾益气。木香、砂仁、半夏理气和胃。上桂、附子、干姜温经散寒，治吐清水。

7. 胃阳虚型

主症：胃脘隐隐作痛，或灼痛，嘈杂，似饥不欲食，咽干唇燥，口渴不饮，时有干呕，大便结燥，舌红少苔，脉细数。

病机：胃属阳腑，喜润恶燥，由于饮食不节，伤及胃阳，化生精微失司，胃阴津液不足，阳虚生内热，故隐隐作痛，或灼痛。阴精不足，胃失润养，故嘈杂饥而不欲食，津乏不能上布于舌，故咽干唇燥，渴而不欲饮，是热的假象，舌红少苔，脉细数，是虚中有热之象。

治法：养阴清热，和胃止痛。

处方：芍药藜芦汤。

沙参15g，麦门冬15g，玉竹15g，扁豆20g，甘草5g，白芍10g，藜芦5g，谷芽15g，麦芽15g（含原反药：沙参、白芍与藜芦）。

方解：方中沙参、麦门冬、玉竹养阴清热，配藜芦生津从速。白芍酸肝化阴，缓急止痛。扁豆、甘草、谷芽、麦芽健脾和胃。

8. 蛔虫型

主症：剧烈疼痛，时作时止，疼痛难忍，呕吐食物或苦水，面色青黄，拒食，舌苔白腻，脉弦而细。

病机：蛔虫上扰攻心，疼痛剧烈，难忍，蛔虫进入胆管，阻塞十二指肠，故呕吐食物或苦水，面色青黄，饮食不去故拒食。舌苔白腻，脉弦而细，是蛔虫阻塞胃口，进入胆道之象。

治法：驱虫止痛。

处方：乌梅藜芦汤。

乌梅35g，细辛6g，干姜15g，当归15g，附子10g，蜀椒5g，桂心10g，人参10g，黄柏15g，藜芦5g（含原反药：藜芦与细辛、人参）。

方解：本方是肠寒胃逆蛔扰之主方，蛔虫喜温，方中重用乌梅安蛔止痛。蜀椒、细辛、藜芦辛温散寒，可安蛔杀虫。桂心、附子和营散寒。黄柏、黄连苦寒下蛔，亦清胃热。人参、当归补气生血，蛔去则腹痛止。

总之，以上八型胃痛原因很多，多因肝、胆、脾、胃功能失调，外邪侵邪，饮食内伤，肝气郁结，横逆犯胃，胃降失司，湿热壅滞而作痛。或因久病及脾，脾运失职，食滞胃脘，所以湿热郁蒸多灼痛，治宜清热化湿。肝气郁结多胁痛，治宜疏肝理气和胃。脾胃气阴两虚多隐痛、冷痛，治宜温脾养胃。

治胃痛根据疼痛部位、症状，审因辨证，抓住标本缓急，以理气止痛，消食导滞，疏肝解郁，健脾和胃为治疗大法。十八反中藜芦与沙参、芍药、细辛、川乌与白及、瓜蒌、甘草与海藻、甘遂等对症合用，均收到满意的疗效。

第八节　痢　疾

痢疾是以腹痛，里急后重，以及脓血便为主症的一种病证，一年四季均可发病。

西医学证明，痢疾是由痢疾杆菌引起的肠道传染病，以结肠化脓性炎症为主要病变，以腹痛、腹泻、里急后重、脓血样便为主要临床表现。

中医学对痢疾的认识，可追溯到远古。我国最早的医籍《黄帝内经》称之为"肠澼"，《素问·气厥论》说："肾移热于脾，传为肾，肠澼死不治。"《灵枢》亦说："肾，足少阴之脉……是主肾所生病者……肠澼。"《内经》亦称本病为"赤沃"，"注下赤白"，"下沃赤白"等。《难经》将痢疾与泄泻同论，其"小肠泄"、"大肠泄"指痢疾而言，书中指的"小肠泄泻者大便脓血，少腹痛。"大便泄泻者里急后重。《金匮要略》称为滞下。以后医家对此病作了40余论，分型已达24种之多，包括了赤白痢、赤痢、白痢、冷痢、热痢等。在证候上，分寒证、热证、寒热错杂证。在治疗上，新感实证，以通因通用，久病而虚者，可以塞因塞用。其代表方是治湿热痢，用白头翁汤加减治之；虚寒利者，可用桃花汤加减治之；表邪未解者，用葛根芩连汤加减治之。

中医学认为本病是受湿浊疫毒，内伤饮食生冷，损伤脾胃和肠道而形成的。由于湿热内蒸，气血凝滞所形成者，称为湿热痢；由于饮食瓜果，陈腐肉食，胃肠正伤，湿浊内停，从寒而化，寒湿内蕴，壅滞于肠，气机被遏，气滞血瘀，与肠中的浊气相搏结，引起大便黏冻者，称为寒湿痢；痢疾日久不愈，脾胃虚惫，运化无权，或湿热痢疾过服寒凉之品，克伐中阳者，称为虚寒痢；痢疾迁延不愈，正虚邪实而恋，则为休息痢；肠道气血相搏，传导失司，脉络受伤，气血阻滞，腐败化为脓血，赤白痢下，里急后重，湿热夹杂而下者，称为疫毒痢。

现将本病分6型论治：

1. 湿热型

主症：下痢赤白，赤多白少，肛门有烧灼感，腹痛伴有里急后重，口黏泛恶，小便少，舌质红，苔黄腻，脉滑而数。

病机：由湿热之邪留恋于肠道，或饮食不洁，气血相搏于脉络，故下痢赤白，或赤多白少，肛门灼痛。气血阻滞，肠道不通，故腹痛，里急后重，大便脓血。温热之邪结于肠道，胃失和降，故口黏泛恶，小便短少。舌质红，苔黄腻，脉滑而数，是湿热所致之象。

治法：清热化湿，行气导滞。

处方：海藻芍药汤。

海藻15g，当归15g，黄连10g，槟榔15g，木香10g，甘草5g，大黄10g（炒），黄芩15g，白芍15g，马齿苋30g，白及15g（含原反药：海藻与甘草）。

方解：方中海藻、马齿苋清热解毒，利湿止泄。当归、白芍、白及和血止血，治赤白脓血。甘草、木香、槟榔缓急止痛，治里急后重。黄连、黄芩清热燥湿。大黄凉血祛瘀，亦治饮食积滞。

2. 寒湿型

主症：大便下痢赤白而黏冻，白多赤少，或纯为白冻状，腹痛，里急后重，全身困重，胃脘痞满作闷，纳呆少食，舌质淡，苔白腻，脉濡缓。

病机：寒凝湿滞于肠中，肠膜血络受伤，故下痢赤白黏冻，白多赤少。脾胃不和，肠道输送失职，寒湿阻滞，故腹痛，里急后重。腑气不畅，阻滞脉络，故胃脘作闷痞满，全身困重，纳呆少食。舌质淡，苔白腻，脉濡缓，是寒湿偏重之象。

治法：温化寒湿，行气止痛。

处方：白及胃苓汤。

白及 15g，甘草 5g，茯苓 15g，陈皮 15g，苍术 20g，白术 15g，泽泻 5g，猪苓 15g，厚朴 15g，川乌 10g，大枣 15g，生姜 3 片（含原反药：白及与川乌）。

方解：方中苍术、白术、厚朴、陈皮燥湿健脾，理气宽胸，消痞除满。白及止脓血。茯苓、猪苓、泽泻健脾利湿。川乌散寒，治全身困重。甘草缓急，治里急后重。大枣、生姜益气和中。

3. 虚寒型

主症：久痢不止，时轻时重，下痢稀薄带有白脓状物，下腹隐痛，大便不畅，食欲不振，四肢发凉，甚则直肠脱出，滑泻不禁，全身乏力，苔薄白，脉细弱。

病机：久痢不愈，脾、胃、肾俱伤，寒湿滞留于肠中，故下痢不止，时轻时重，因寒重于湿，故下痢稀薄，带有白脓状物。久痢不止，脾阳不振，气机不畅，中气不升，故小腹痛，甚则滑脱，泻下不止，全身乏力。苔薄白，脉细弱，是虚寒内盛之象。

治法：温肾健脾，涩肠固脱。

处方：川乌白及养脏汤。

川乌 10g，白及 15g，人参 10g，白术 15g，苍术 20g，木香 10g，诃子 10g，罂粟壳 10g，肉豆蔻 10g，肉桂 10g，白及 15g，炮姜 10g，甘草 5g（含原反药：白及与川乌）。

方解：方中人参益气健脾。川乌、肉桂、干姜温肾助阳。苍术、白术、甘草健脾和中。白及、白芍酸涩敛阴，止血止痛。诃子、肉豆蔻、罂粟壳涩肠固脱。

4. 疫毒型

主症：发病急骤，病变迅速，壮热躁烦，痢下有鲜紫脓血，腹痛如绞，病情危重，里急后重，肛痛下坠，头痛嗜睡，惊厥，昏迷，谵语，甚则出现休克，舌质绛红，苔黄燥，脉滑数。

病机：新感时行疫毒较重，故发病急骤，病变迅速。壮热不退，伤及肠络，故烦躁不安，痢下鲜紫脓血。肠道气机逆乱，故腹痛如绞，病情危重。湿热下注，故肛门灼热，里急后重。头痛嗜睡，惊厥，昏迷，谵语，舌质绛红，苔黄燥，脉滑数，是休克（脱阳）的征象。

治法：清热凉血，解毒止下。

处方：白及白头翁汤。

白头翁 15g，黄柏 10g，黄连 10g，秦皮 10g，白及 15g，牡丹皮 10g，黄芩 15g，马齿苋 30g。

方解：方中白头翁、白及、牡丹皮清热解毒，凉血止血，为赤痢热毒之要药。黄柏、黄连、黄芩清热燥湿，坚阴止痢。秦皮、马齿苋清热化湿，治下痢脓血。

5. 休息型

主症：下痢时发时止，犹如休息，日久不愈。发作时腹痛，里急后重，下痢脓血，食欲不振，形体消瘦，倦怠无力，舌质淡，苔腻，脉细弱。

病机：病久不愈，时发时止，耗伤正气，由于脾胃虚弱，湿热留恋不去，一因体虚，下痢发作，体健则止。发作时仍有腹痛，里急后重，下痢脓血。脾气不足，运化无力，故食欲不振，倦怠无力。水谷精微吸收不足，气血虚少，故形体消瘦。舌质淡，苔腻，脉细弱，是正虚湿邪不去之象。

治法：健脾益气，清热化湿。

处方：白芍四君子汤。

党参 15g，茯苓 15g，白术 15g，甘草 5g，藜芦 5g，红豆蔻 10g，五倍子 10g，当归 15g，白芍 10g，诃子 10g（含原反药：党参与藜芦）。

方解：方中党参、茯苓、白术、甘草健脾益气。当归生血。藜芦助党参。当归补气生血，使气血充盈，形体康复，则体健有力。红豆蔻、诃子、五倍子、白芍涩肠止痢，清热化湿。

6. 噤口型

主症：下痢不止，饮食不进，呕吐兼下痢，大便腥臭，肌肉消瘦，舌苔黄腻，脉象弱细而数。

病机：此病属于湿热痢和疫毒痢过程中一个特殊而又严重的证型。由于湿热，疫毒蕴结于肠中，致胃失和降，运化无力，除腹痛，里急后重，大便脓血的症状外，其临床表现为下痢不食，故称为噤口型痢。由于胃内热盛，浊气上升，故恶心呕吐，正不胜邪。脾胃之气大伤，故精神乏力，肌肉消瘦，舌苔黄腻，脉象弱细而散，是湿热内盛的征象。

治法：清化湿热，和胃降逆。

处方：泻心香砂六君汤。

党参 15g，茯苓 15g，苍术 20g，甘草 5g，木香 10g，砂仁 10g，红豆蔻 10g，黄连 10g，黄芩 15g，炒大黄 10g，法半夏 15g，海藻 15g（含原反药：海藻与甘草）。

方解：方中党参、茯苓、苍术、甘草健脾益气。木香、砂仁、红豆蔻、法半夏理气和胃，降逆止呕。海藻、炒大黄利水破结，扶正存阴，荡涤胃内之热。

总之，痢疾的病因，不外饮食不洁，湿热疫毒所致。在治疗时，宜分寒热虚实，辨证论治。在病情上，有急、慢性之分。急性痢疾多为湿痢、疫毒痢和噤口痢；慢性痢疾多为虚寒痢、寒湿痢和休息痢。审因辨证时，必须抓住主要症状，掌握湿热的偏重，热重于湿，邪偏于血分者，则赤多白少，治宜重用止血药；湿重于热，邪偏于气分者，则白多赤少，治宜重用补气药。在中西结合治疗的同时，可配合针灸疗法，亦可收到满意的效果。

第九节　便　秘

便秘是指大便秘结不通，在临床上大致分为大便干燥、排便不畅、排便困难等三方面的症状。

便秘是一常见病证，《内经》虽没有便秘之名，但有便秘之意。如《素问·至真要大论》说："太阴司天，湿淫所胜，大便难，后不利。"汉朝张仲景对便秘有进一步的认识，称便秘为"闭"、"大便坚"、"脾约"、"险结"、"阳结"。明朝戴元礼在所撰《秘传证治要诀》中，参照诸家学术经验，比较深入的指出："有风秘、冷秘、气秘、热秘。老人津液干燥，是为虚秘。妇人分娩后亡血，及发汗利小便，病后血气未复，皆能作秘，俱宜麻仁丸。"

古代文献中，对便秘的病因病理、辨证论治积累了丰富的知识，在理法方药上留下了宝贵的经验，对今天的临床工作有一定的指导意义。

中医的便秘，大抵属于西医的习惯性便秘，肠神经官能证、结肠炎、直肠炎、肛门炎所引起的便秘证。

1. 热型

主症：大便干结，数日不通，排便困难，腹胀满闷，心烦易怒，口臭口苦，小便短赤，舌质红，苔黄燥，脉滑而数。

病机：由于外受热邪过汗，内伤辛辣厚味，热积胃肠，或热病后余热未尽，津液耗伤，使肠道传导失职，糟粕停留，故大便秘结不通。病后体虚，脾失健运，故数日不下。热结于里，热邪蒸熏，故口臭口苦。津液上蒸，故小便短赤。舌质红，苔黄燥，脉滑而数，是燥热内盛之象。

治法：清热泻火，润肠通便。

处方：大戟承气汤。

枳实 15g，厚朴 15g，大黄 10g，火麻仁 20g（冲），甘草 5g，瓜蒌 20g，大戟 5g，蜂蜜 30g（兑服），芒硝 10g（兑服）（含原反药：甘遂与甘草）。

方解：方中枳实、大黄、厚朴泻热通便，但大戟泻下功捷。火麻仁、瓜蒌子多脂，解痉润燥。甘草、蜂蜜和中润燥，养阴润肠，芒硝兑服更速。

2. 冷型

主症：大便艰涩，排便困难，面色青白，畏寒肢冷，腹皮作冷，腹内肠鸣攻痛，小便清长，舌质淡，苔白腻，脉沉迟而弱。

病机：由于脾肾阳虚，阴寒内盛，老年肾阳不足，阳气不运，传送无力，故大便艰涩难下。阳气虚衰，四肢不达，阴阳两隔，故面色青白，四肢不温，腹皮作冷。阴寒滞肠，故肠鸣攻痛。小便清长，舌淡苔腻，脉沉迟而数，是寒盛阳虚之象。

治法：温阳散寒，润肠通便。

处方：肉桂润肠丸。

肉桂 10g，火麻仁 15g（冲），桃仁 15g，当归 25g，生地黄 15g，枳壳 10g，川乌 10g，肉苁蓉 15g，瓜蒌子 20g（冲）（含原反药：川乌与瓜蒌子）。

方解：方中肉苁蓉益精助阳。川乌、肉桂助阳散寒。当归生血润肠。火麻仁、桃仁、瓜蒌子润肠通便。

3. 气血两虚型

主症：大便秘结，排便艰涩不畅，解时乏力，时有大便燥结为球状，便色青黑或正常，头昏心悸，精神不振，唇甲不华，面色㿠白，一日或数日解便一次，便意难解，无腹痛，舌质正常或淡，苔薄白，脉虚细。

病机：气血相助，气离血则滞，血离气不行，气血虚衰则秘。此型多因年老体弱，久病气血未复，产后气血两亏，传导失职所致，故大便秘结，艰涩不下。气血两虚，故面色不华，精神不振，解时乏力。气血随着生活的变化，情志的波动，气候的影响，正气的盛衰，血液的充盈，故一日或数日大便一次，气虚解时不畅，血虚大便为珠，交错出现。舌质淡或正常，脉虚细，是气血变化的征象。气血虚型秘，产后虚亏尤多，长期便秘可达数年。治疗时重在调气血滋肝肾，和脾胃。

治法：益气养血，润肠通便。

处方：润肠汤。

党参 15g，茯苓 15g，甘草 5g，当归 25g，生地黄 15g，白芍 15g，火麻仁 5g（冲），砂仁 10g，瓜蒌子，甘遂 5g，木香 10g，熟大黄 10g（含原反药：甘遂与甘草）。

方解：方中党参、茯苓、甘草健脾益气。当归、白芍、生地黄行血和血养阴。麻仁、瓜蒌子、熟大黄、甘遂润肠通便。木香、砂仁疏肝理气，和胃降逆。此方对长期便秘者颇见疗效。

总之，便秘是临床的一种常见病，由多种原因引起，可单独出现，也有与其他疾病并现的。由于病因不同，临床可有不同的表现，大致分为热型秘、冷型秘、气血虚型秘三种。在治疗上，热型秘常以清热润肠，冷型秘常以温阳润肠，气血虚型秘常以益气养血润肠。病有轻重缓急，治应择重就轻，根据病情的变化，采取不同治疗手法，随证论治，方能收到理想的效果。

第十节 黄 疸

黄疸以目黄、身黄、小便黄为主要特征，称为黄疸。黄疸病各年龄组均有，但儿童和青壮年人尤多，进入黄疸期后，传染相当厉害。

中医学对黄疸很早就有认识。《内经》就有黄疸的病名。《素问·平人气象论》说："溺黄赤，目黄者，曰黄疸。"《灵枢·论疾诊尺》说： "面色微黄，齿垢黄，爪甲上黄，黄疸也。"

汉代，张仲景对黄疸的认识有新的突破，《伤寒论·辨阳明病脉证并治篇》中说：瘀热在里、寒湿在里都可以发黄，从而奠定了黄疸从病机上的区别。《金匮要略·黄疸病脉证并治》是黄疸最早的专著，这时的谷疸、酒疸、女劳疸、黑疸是黄疸分类之始。《金匮要略》还提出了治疗黄疸的法则，如清热利湿，泻热通便，淡渗利湿，解表清里，和解枢机，活血化瘀，健脾益肾，一直为后人所用。所创之茵陈蒿汤、栀子柏皮汤、栀子大黄汤、大黄硝石汤、茵陈五苓散、麻黄连翘赤小豆汤、大小柴胡汤等，至今仍在临床上广泛应用。

后来为了便于临床掌握，元代罗天益撰《卫生宝鉴》，从黄疸的病机和性质上分为阳黄和阴黄两大类。

清代沈金鳌著《杂病源流犀烛·诸疸源流》说："又有天行疫疠，以至发黄者，俗谓之疸黄，杀人最急。"

吴又可在《瘟疫论》中说："疫邪传里……其传为疸，身黄如金。"

传统医学的黄疸，与近代医学的黄疸含义相同，属于传染性肝炎，胆囊、胆道疾病，肝硬化、肝萎缩、钩端螺旋体病所致的黄疸等证。

笔者对黄疸的论治，认为黄疸分阳黄和阴黄两大类，以黄疸前期、黄疸期、黄疸后期三期治疗为宜。

1. 黄疸先期

主症：发热，头痛，身痛，全身乏力，寒热往来，口苦恶心，少食厌油，右胁下疼痛，胸部胀满不适，小便微黄，舌苔白腻，边尖红，脉象浮数。

病机：外感湿热，疫疠侵犯人体，蒸灼肝胆，横犯脾胃，正邪相争，故寒热往来，右胁下疼痛。热灼肝胆，胆汁外溢，下注小肠，吸入腠理皮毛，上行于津液，故口苦恶心。下注膀胱，故小便作黄。肝胆之热郁于心，故边尖红。苔白腻，是湿热内蕴之象。

治法：清热利湿，解表制黄。

处方：制黄汤。

柴胡15g，黄芩15g，茵陈50g，胆草15g，白芍15g，大黄10g，海藻15g，茯苓15g，泽泻5g，甘草5g，金铃子15g（含原反药：海藻与甘草）。

方解：方中柴胡、茵陈利湿清热，祛湿止痛。黄芩、大黄、海藻、泽泻、胆草利湿，制胆汁外溢。白芍柔肝，缓急止痛。茯苓、甘草健脾和胃。金铃子止痛制黄。

2. 黄疸期

（1）阳黄型

主症：黄疸加深迅速，身目黄色鲜明，发热心烦，口苦口渴欲吐，胸脘胀满，胁肋作痛，食欲减退，全身乏力，小便短少黄赤，舌苔黄腻，脉弦数。

病机：由于湿热熏蒸，胆先受邪，胆汁外溢，故身目黄色迅速加深。热邪偏重，耗伤津液，胆汁上逆，故口苦口渴欲吐。热湿结于肝胆，使肝胆膨大，故胸脘胀满，胁肋作痛。肝气横逆犯胃，故食欲减退。膀胱被湿热所扰，气化失职，故小便短少黄赤。舌苔黄腻，脉弦数，是湿热内盛之象。

治法：清胆利湿，解毒泄热。

处方：黄疸汤。

茵陈 50g，胆草 15g，柴胡 15g，黄芩 20g，栀子 15g，大黄 10g，海藻 15g，甘遂 5g，板蓝根 15g，泽泻 15g，金钱草 20g，黄柏 10g，麦芽 30g，甘草 5g，金铃子（炮）7 枚。

方解：方中茵陈、栀子、海藻、泽泻清热利湿，通小便。柴胡、黄芩、胆草入肝，清热利湿除疸。大黄、甘遂泄余热，润大便。板蓝根、金钱草清热解毒，以利其湿。甘草、麦芽和中健脾。金铃子消炎止痛，泻热利胆保肝（含原反药：海藻与甘草）。

（2）阴黄型

主症：黄色暗晦如烟熏，精神倦怠，食少纳呆，脘腹胀闷，形体消瘦，四肢乏力，舌苔白腻，脉沉细而弱。

病机：素体虚弱，肝受邪及胆，湿热阻滞肝胆，阳气不宣，湿为阴邪，胆汁外溢，故色黄晦暗如熏。湿困脾胃，运化失常，故纳差少食，脘腹胀闷。吸收水谷精微较差，故形体消瘦，四肢无力。舌苔白腻，脉沉细而弱，是寒湿留滞之象。

治法：健脾舒肝，温利寒湿。

处方：茵陈川乌半夏汤。

茵陈 50g，川乌 10g（先下），干姜 10g，法半夏 15g，陈皮 15g，茯苓 15g，桂枝 10g，苍术 15g，薏苡仁 30g，甘草 5g，柴胡 15g，白芍 15g（含原反药：半夏与川乌）。

方解：方中茵陈、川乌、干姜、桂枝温化寒湿，利疸退黄。薏苡仁、茯苓健脾利湿。陈皮、法半夏、苍术理气和胃，燥湿健脾。甘草和中。柴胡引经入肝。白芍柔肝止痛。

3. 黄疸后期

主症：身黄、目黄已退，小便时清时黄，肝区胀满不适，四肢乏力，舌苔薄白，脉和缓而细。

病机：此期为消散期，身黄目黄已退，拖延病程，日久不愈，故小便时清时黄。脾阳不振，湿热不尽，内阻肝胆，故肝区胀满不适，四肢乏力。舌苔薄白，脉和缓而细，是病久体虚、余邪未尽的征象。

治法：扶正祛邪，清胆利湿。

处方：扶正扫黄汤。

党参 15g，茯苓 15g，白术 10g，甘草 5g，海藻 15g，大戟 5g，茵陈 45g，薏苡仁 40g，焦三仙各 20g，白芍 15g，厚朴 15g，木香 10g，金钱草 20g（含原反药：甘草与藜芦、大戟）。

方解：方中党参、茯苓、白术、甘草健脾益气。茵陈、海藻、大戟、金钱草破结软坚，清胆利湿，通大小便。薏苡仁、焦三仙开胃健脾。白芍柔肝养阴。木香、厚朴理气宽中。此方在黄疸后期使用，方见奇效。

黄疸病要早发现，早治疗，多利湿少滋补。否则迁延日久，反复发作。气滞血瘀，胁下成块，正虚邪实，缠绵难治。在治疗时，三期都应重用茵陈，不低于 50g，金铃子是要药，可柔肝利胆，退黄止痛。其他利湿药，也要相应加重。黄疸除服药外，饮食和护理非常重要。"注意休息，饮食清淡，少食肥甘，禁忌辛辣，保持乐观，药疗康复"这 24 字是黄疸病疗养之法，不可不知也。

第十一节 消 渴

消渴之名，"消"即消食、消水、消瘦，"渴"即指口渴。在临床上以多饮、多食、多尿等"三多"为特征，渴在其中，故称为"消渴"。

《内经》认为五脏虚弱，津液不足；情志不舒，气郁化火；饮食不节，脾胃失调等与发生消渴有着密切的关系。汉代张仲景《金匮要略》为消渴立有专论，在辨证论治方面为后世开了先河，拟了白虎加人参汤、肾气丸等治疗方剂。唐代王焘《外治秘要·消渴门》引《古今录验》说："渴而引水多，小便数，有脂似麸片甜者，皆是消渴病也。焦枯消瘦。"最先记载了消渴病的尿是甜的。

宋代王怀隐等著《太平圣惠方》，明确指出："夫三消者，一名消渴，二名消中，三名消肾。"并阐明"消渴"多饮，"消中"多食，"消肾"多尿。从此后世医家根据病变部位不同，分为上、中、下三消，以便临床辨证论治。

祖国医学对消渴病的认识，源远流长，已形成了独特的辨证论治体系。此证大概属于西医学糖尿病、尿崩症。

1. 上消型

主症：多饮口渴，咽干口燥，尿频量多，身体日趋消瘦，舌边尖红，苔薄黄，脉洪数。

病机：由于情志郁结，积久化火，内热炽盛，灼伤肺津，阴液耗竭，故多饮口渴，咽干口燥。肺津受伤，治节失职，水不化津，直注于膀胱，故尿频量多。津液流失不断，故形体日趋消瘦。舌边尖红，脉洪数，是内热炽盛之象。

治法：清热润肺，生津止渴。

处方：加味生津汤。

藜芦 5g，玄参 15g，生地黄 15g，麦门冬 15g，沙参 15g，石膏 50g，竹叶 15g，黄柏 15g（含原反药：玄参、沙参与藜芦）。

方解：方中玄参、生地黄、麦门冬生津止渴。配藜芦生津从速可靠。沙参益气生津润肺。竹叶、石膏清肺胃之热，生津止渴，泻热除烦。黄柏降下焦之火，釜底抽薪，口渴自解。

2. 中消型

主症：多食易饥，大便量多，时有干结，形体渐瘦，苔黄燥，脉滑数。

病机：脾强胃弱，胃火炽盛，腐熟水谷力强，脾运加速，故多食，易饥。水谷下注小肠迅速，营养精微不易吸入而排出，故形体日渐消瘦。时有胃火炽盛，胃液受灼，大肠失其濡润，故大便干结难下。舌苔黄燥，脉滑数，是肠胃热盛之象。

治法：补中益气，健脾和胃。

处方：补中益气生津汤。

人参 15g，黄芪 25g，白术 15g，陈皮 15g，升麻 15g，柴胡 10g，藜芦 5g，玄参 15g，麦门冬 15g。生地黄 15g，甘草 5g，大枣 10 枚，生姜 3 片，当归 15g（含原反药：人参、玄参与藜芦）。

大便干结难下者，加大黄、芒硝；热重者加黄芩、栀子；湿重者加猪苓、泽泻。

方解：本方是补气升阳的代表方，有升举下陷之功效。方中人参、白术、甘草益气健脾。黄芪甘温入肺、脾经，补中益气，升阳举陷。陈皮醒脾和胃，当归养血和胃。升麻、柴胡引清阳之气上行。生津汤增液生津从速，津生阳举，不致下陷，使之逐日少食少排。若大便结燥难解，加大黄、芒硝，以扶正泻之。

3. 下消型

主症：尿频量多，尿如脂膏，腰腿酸痛无力，口干唇燥，五心烦热。舌质红，脉沉细而数。

病机：由于肾虚，精液亏耗，藏精失职，固摄失权，故尿频量多。水谷之精下注膀胱，故小便如脂膏，混浊不清，尿甜。口干唇燥，五心潮热，为阴虚内热之征。腰为肾之府，肾精亏损，故腰痛无力。舌质红，脉沉细而数，是阴虚火旺之象。

治法：滋阴清热，补肾固精。

处方：益智地黄汤。

熟地黄 15g，山药 30g，茯苓 15g，牡丹皮 15g，泽泻 15g，山茱萸 15g，五味子 10g，覆盆子 10g，桑螵蛸 10g，益智仁 5g。

方解：方中山药、茯苓养阴健脾。山茱萸、益智仁、五味子敛精固肾，不使小便下注。熟地黄、牡丹皮清热凉血，滋补肾阴。覆盆子、桑螵蛸补肾缩尿。泽泻制散敛之弊。

总之，消渴是以多饮、多食、多尿、形体消瘦为主要临床特征。口渴多饮为上消，多食易饥为中消，多尿如脂膏，尿甜者为下消。上消重在清热润肺，生津止渴。中消重在健脾和胃，益气生津。下消重在滋阴清热，补肾固精。《医学心悟》说："大法治上消者，宜润其肺；治中消者，宜清其胃；治下消者，宜滋其肾，补其肺。"

第十二节　伤　暑

伤暑是以感受暑热，湿邪上蒸所致的一种疾病。从芒种至立秋为发病季节。是暑热挟湿的一种常见病，称为伤暑。

伤暑与暑湿、暑厥、暑风、暑瘵、暑秽有别。暑温（暑湿）病的病理特点，是以寒热为主，兼挟湿；暑厥是夏日猝中暑热之邪而神昏肢厥的病证；暑风是猝中暑热之邪而引动肝风的病候。暑瘵是感受暑热之邪，骤然咳嗽吐血，似为痨瘵的病症；暑秽是因感受暑湿秽浊之气猝然烦躁意乱的病候。伤暑是以湿热并见，却没有猝中、突发神错肢厥、咳血意乱的症候。伤暑是由于暑湿内困，发热恶寒，全身困重，酸楚疼痛，有汗或无汗，口渴烦躁。此病因芒种后气温逐渐升高，阴晴多雨，烈日暴晒，行劳无度，感受暑邪之热，地气之湿，劳累后湿地就坐，乘凉不慎而致的一种轻型时感病。治以清暑利湿，芳香化湿为主。此时感是由暑邪所致，当未进入气分时，注意邪伏入里，导致气分或营血证候，虽不属中暑，却是暑温前驱症状，务须掌握时令就治。

主症：发热恶寒，胸闷肋痛，头痛身痛，全身困重酸楚，倦怠乏力，表情淡漠，口渴不饮，小便黄少，舌苔白腻，脉滑数而濡。

病机：因伤暑热，湿邪侵袭肌表，郁阻表里之候，故发热恶寒，胸闷肋痛，头身作痛，全身困重酸楚，气机受阻不能通达四肢及全身，故倦怠乏力。清窍不升，故精神淡漠，湿气不化，津液不布，故口渴不饮，小便短黄，舌苔黄腻，脉滑数。

治法：清暑化湿。

处方：清暑汤。

藿香 10g，厚朴 15g，茯苓 15g，海藻 15g，泽泻 5g，法半夏 15g，佩兰 10g，薏苡仁 40g，甘草 5g，滑石 30g（含原反药：海藻与甘草）。

方解：方中海藻、泽泻清热利湿。藿香、佩兰芳香化湿，清暑益气。薏苡仁、茯苓健脾利湿。半夏和胃降逆。厚朴宽中开郁行气。甘草和中。滑石利湿通小便。

第十三节　喉　证

喉证为咽喉部位疾病的总称。中医学早有咽痛、喉痹、喉阃等证的记载。《重楼玉钥》说："咽者，咽也。主通利水谷，为胃之系，及胃气之通道也。"虽然咽喉各段的名称不同，但发病的机理不外乎风温疫毒，胃火炽盛，虚火上炎，气滞血瘀，外伤侵犯等。

喉证大概属于现代医学的扁桃体炎、咽炎、喉炎、食道炎等症。现将临床常见的喉证分四类论治。

1. 风温病毒型

主症：咽喉红肿热痛，扁桃体肿大，声嘶，发热恶风，咳嗽喉痛，舌质红，苔淡黄，脉浮数。

病机：由于外感风温病毒，从口鼻而入，咽喉首当其冲，故咽喉红肿热痛，扁桃体肿大。喉部脉络瘀胀，声带灼伤，故声嘶、咳嗽喉痛。风温为阳邪，温邪上受，首先犯肺，故发热恶风，咳嗽。舌质红，苔淡黄，脉浮数，是外感风温邪毒之象。

治法：辛凉解表，清热利喉。

处方：海藻清咽栀豉汤。

海藻 15g，豆豉 15g，薄荷 10g，金银花 10g，牛蒡子 15g，甘草 3g，蝉蜕 10g，连翘 10g，桔梗 15g，马勃 10g，芦根 50g，竹叶 10g，栀子 15g（含原反药：海藻与甘草）。

方解：方中海藻咸寒清热，软坚散结。金银花、连翘、桔梗、薄荷、牛蒡子、豆豉、蝉蜕辛凉轻宣，疏散表邪，宣通肺胃。栀子、桔梗、马勃清热解毒，利喉止痛。竹叶、芦根清肺胃之热，生津润燥，疏表透热毒。甘草和中止咳。

2. 实火热毒型

主症：咽喉肿痛，吞咽不利，烦躁不安，大便干燥难下，小便黄赤短少，舌质红，苔黄，脉弦而数。

病机：多由平时嗜食辛辣，烟酒无度，热积肺胃，上熏咽喉，使脉络灼伤，故咽喉红肿热痛，吞咽不利。肺与大肠相表里，胃肠相通，热结肠系，津液受损，故大便干燥难下，小便黄赤短少。舌质红，苔黄，脉弦而数，是内热炽盛之象。

治法：泻火解毒，清利咽喉。

处方：大黄海藻甘遂汤。

大黄 10g，海藻 15g，甘遂 5g，甘草 5g，竹叶 10g，石膏 50g，连翘 10g，黄芩 15g，栀子 20g，桔梗 20g（含原反药：海藻与甘草、甘遂）。

方解：方中大黄、甘遂泻热通便。海藻、黄芩、栀子清热解毒，消肿止痛。竹叶、石膏、连翘清热除烦，生津养阴。桔梗、甘草利咽解热，缓急止痛。

3. 阴虚火旺型

主症：咽喉部似有异物感，干燥微痛，咳之不利，咽部黏膜呈红色，颗粒状、索条状突起，吞咽不适，精神欠佳，五心烦热，舌质红，苔薄，脉细而数。

病机：由于年迈体虚，久病伤阴，虚火上炎，灼消肺阴，津不上布，故喉咽干燥微痛，咳之不利如有异物。虚火上炎，水不济火，心火随之而上逆，喉部气血阻结，故咽喉部黏膜呈红色，有颗粒状或索条状突起。喉部肌突不平，故吞咽不适。阴胜则阳衰，故精神欠佳。久病伤阴，余热未净，阴液不复，故五心烦热。舌质红，苔薄，脉细而数，是阴虚火旺的征象。

治法：滋阴降火，生津利喉。

处方：生津胡连汤。

藜芦5g，玄参15g，生地黄15g，麦门冬15g，黄柏10g，知母10g，淡竹叶15g，大青叶15g，胡黄连15g，白芍15g（含原反药：玄参与藜芦）。

方解：方中藜芦、玄参、生地黄、麦门冬养阴生津，治咽干燥痛。黄柏、知母滋阴降火。白芍敛阴。淡竹叶、大青叶清热除烦。胡黄连利咽喉，清虚热。

4. 气滞血瘀型

主症：咽喉部似有物梗阻，吞之不下，咳之不出，吞之能进，微痛不适，胸部满闷，胁肋作痛，嗳气则舒，情志忧郁则病情加重，心情愉快则病情减轻，舌苔灰白，有黑蓝色瘀斑，舌边尖有瘀血小点，脉细。

病机：由于郁怒伤肝，气滞血瘀不能推动血液正常运行，血阻咽喉部脉络，使肌肉凸凹不平，故犹如异物梗阻，吞之不下，咳之不出，吞之能进，微痛不适。两胁属肝，故气滞胸部胀满，气血相搏，则胁肋作痛。气滞血瘀引起的喉症，故情志忧郁病情加重，心情愉快病情减轻。舌苔灰白，有黑蓝行瘀斑，舌边尖红，有瘀血小点，脉细涩，属肝气郁结，气滞血瘀的证候。

治法：疏肝理气，活血化瘀。

处方：王氏清咽汤加味。

柴胡 15g，黄芩 20g，半夏 15g，党参 15g，海藻 15g，芫花 5g（布包），赤芍 15g，当归 15g，桔梗 15g，泽兰 10g，川乌 10g，青皮 15g，甘草 5g（含原反药：半夏与川乌，海藻、芫花与甘草）。

方解：方中柴胡、青皮疏肝理气。当归、赤芍、泽兰行血活血。黄芩、半夏清热化痰，亦治燥热咳嗽。海藻、芫花、桔梗清利咽喉。川乌辛温行血通经。党参、甘草和胃降逆，健脾益气。

总之，喉证大致分外感、内伤两大类。外感的风温病毒型、实火热毒型，多发于春夏季节；内伤的阴虚火旺型、气滞血瘀型，四季均可发病。多因性情暴躁，气郁伤肝，以致肝经火旺，上亢阻喉而成疾，或因年迈体衰，久病体虚，余邪未净，体未康复，虚火上扰，热冲咽喉。外感治以清热，泻火利咽，恢复较快。内伤治以滋阴降火、疏肝理气、活血化瘀。

第十四节　皮肤病

皮肤是人体的基本组成部分，是人体最大的器官。成人皮肤的总面积为 $1.5 \sim 2m^2$，重量大约占体重的 15%。表皮的厚度为 $0.5 \sim 4mm$，皮肤柔软有弹性，覆盖在人体表面，具有保护肌肉、经络、骨骼、内脏，维护和调节体温，防止外来侵犯，排泄体内废物的作用。

皮肤由三部分组成，即表皮、真皮和皮下组织。皮肤组织内有稠密的血管、神经、淋巴管，还有丰富的汗腺、皮脂腺、毛囊及附属的指趾甲，抵御外来的自然物理因素刺激，保护内脏的正常生理活动。表皮含有基底层、棘层、颗粒层、透明层、角质层。真皮包括胶质纤维、弹力纤维、网状纤维、结缔组织，真皮内含有汗腺、皮脂腺、毛发、肌肉、血管淋巴管及神经。真皮和表皮均有防御外来刺激，修复皮肤缺损的作用。

皮肤病的致病因素，不外内因和外因。内因为七情所伤，饮食不节，疲劳过度，脏腑功能失调；外因为六淫、虫毒、疫疠等。

常见的皮肤病有水疱、脓疱、斑疹、丘疹、湿疹、风疹团、水泡疹、疥疮、皮癣、化脓性外伤等，内治大抵分以下病型。

1. 风热型

主症：发病迅速，瘙痒干燥，皮肤破坏扩散，发热，肿痛有形或无形，舌苔薄黄，脉微数。

病机：风为阳邪，善行易变，游走不定，故发病迅速，皮肤瘙痒干燥。风热并行，邪热痒痛。皮肤扩散有形或无形，故皮肤热肿痒痛。舌苔薄黄，脉微数，是风热之象。

治法：疏风解表，清热凉血。

处方：桑菊饮加味。

桑叶 10g，菊花 10g，桔梗 15g，连翘 15g，薄荷 10g，牛蒡子 15g，蝉蜕 10g，赤芍 15g，荆芥 15g，防风 15g，杏仁 5g，白芷 20g，花粉 15g，藜芦 5g（含原反药：赤芍与藜芦）。

方解：方中桑叶、菊花、连翘、薄荷疏风解表，清热解毒。赤芍、藜芦、桔梗凉血生津润燥。牛蒡子、杏仁、白芷、花粉等清热解毒，杀虫止痒。蝉蜕、荆芥、防风药性平和，温而不燥，助以透邪疏表。

2. 风寒型

主症：皮肤损伤色白，发痒作痛，遇风寒刺激病情加重，苔薄白，脉浮缓或浮紧。

病机：由于风寒侵入肌体，故发痒作痛。寒邪侵袭肌腠，四肢不温，故遇风寒病情加重。苔薄白，脉浮紧，是风寒之象。

治法：辛温透表，祛风散寒。

处方：芩桂各半汤。

黄芩 15g，桂枝 15g，荆芥穗 15g，防风 20g，土茯苓 30g，羌活 20g，独活 20g，白及 15g，白蔹 10g，制川乌 10g，制草乌 10g，杏仁 5g，白芷 20g，藜芦 5g，丹参 10g（含原反药：白及、白蔹与川乌、草乌；藜芦与丹参）。

方解：方中桂枝辛温透表，调营和卫。黄芩苦寒清里，二药合用，寒热平调。荆芥穗、防风疏风解表。羌活、独活、制川乌、制草乌祛风散寒，活络温经。杏仁、藜芦、土茯苓杀虫止痒。白及、白蔹、丹参清热解毒，去腐生新。

3. 热毒型

主症：皮肤破损，肌红灼热，斑疹、脓疱作痒作痛，身烦口渴，便秘，小便短赤，甚至高热神昏，痉厥抽搐，舌质红，苔黄燥，脉洪大而数。

病机：火毒之邪伤人肌肤，热入营血，使肤红灼热，斑疹、脓疱作痒作痛。气血两燔，耗伤阴液，故身烦口渴，发热，口渴，便秘，小便短赤，甚至神昏，痉厥抽搐。舌质红，苔黄燥，脉洪大而数，是火热炽盛之象。

治法：清热凉血，解毒生新。

处方：犀角地黄藜参汤。

犀角（水牛角代）5g，生地黄 15g，牡丹皮 15g，赤芍 15g，栀子 15g，黄芩 20g，黄柏 15g，丹参 15g，藜芦 5g，玄参 5g，石膏 50g，海藻 15g，甘草 3g（含原反药：丹参、玄参与藜芦；海藻与甘草）。

方解：本方是治疗热入血分的代表方。叶天士说：入血恐其耗血动血，直须凉血散血。方中犀角、海藻咸寒，清营凉血。生地黄、牡丹皮、赤芍清热凉血，滋阴生津。栀子、黄芩、黄柏、石膏清热解毒，除烦。藜芦、玄参生津止渴。甘草缓急止痛，助以生肌。

4. 湿阻型

主症：湿邪损害皮肤致湿疹、水疱疹、丘疹、红斑、糜烂、渗液、灼热、瘙痒作痛，多发于耳、项、下肢、外阴等部位，伴胸闷，身热，口渴口苦，小便黄少，舌质红，苔黄腻，脉滑数。

病机：此型多因湿热蕴结于肌肤所致。皮肤受到破坏，感染糜烂，故局部有灼热、渗液、瘙痒。湿热阻滞，皮肤腠理，故胸闷身热，作痛，口苦口渴，小便黄少。舌质红，苔黄腻，脉滑数，是皮损耗伤阴液，湿热偏盛之象。

治法：清热利湿，解毒止痉。

处方：藿朴苓夏藜辛汤。

藿香10g，厚朴10g，茯苓15g，法半夏15g，泽泻5g，甘草5g，海藻15g，苦参10g，藜芦5g，北细辛5g，地肤子10g，白鲜皮10g，土槿皮10g，杏仁10g（含原反药：海藻与甘草；北细辛、苦参与藜芦）。

方解：方中藿香、茯苓、海藻、泽泻清热利湿。厚朴、甘草宽中益气。法半夏燥湿化痰。苦参、藜芦、细辛、白鲜皮、土槿皮、杏仁等杀诸疥虫疮，对皮癣、足癣有止痒止痛、去腐生新的作用。

5. 气血两虚型

主症：皮肤干燥，皮疹粗糙，脱屑，作痒，糜烂很少流水，头目眩晕，面色苍白，倦怠乏力，少气懒言，汗少，风、丘、疹瘙痒作痛，苔薄，舌淡，脉虚细无力。

病机：由于久病气血未复，阴液耗伤，不能润皮肤之燥，故皮肤粗糙，脱屑，作痛，糜烂很少流水。久病未康复，皮肤病损肌肤腠理，使气血不足，故头目眩晕，面色苍白，倦怠乏力，少气懒言，汗少。卫气受阻，营卫相隔，久久不愈，故风、丘、疹瘙痒作痛。苔薄，舌淡，脉虚细无力，是气血两虚的征象。

治法：益气固表，行血活血。

处方：四君补血汤。

人参10g，茯苓15g，苍术20g，当归20g，白芍15g，黄芪30g，熟地黄15g，何首乌15g，阿胶10g，白及10g，白蔹10g，川乌10g，甘草5g（含原反药：白及、白蔹与川乌）。

方解：方中人参、茯苓、苍术、甘草益气固表。当归、黄芪、白芍、熟地黄、丹参养血和血。川乌温经散寒，行血止痛。白及、白蔹、何首乌去腐生新。甘草补中，调和气血。

总之，皮肤病的病种很多，根据辨证论治，结合皮肤病的损害程度，从整体观点出发，采取灵活的治疗措施，以治病求本，对症下药，内治外治结合，达到治愈的目的。

第三章　学术研究与争鸣

十八反、十九畏、妊娠禁药的发展概况

中国医药学是一个伟大的宝库，是我国人民几千年来向疾病作斗争的智慧结晶，为中华民族的繁衍昌盛作出了巨大贡献，在世界传统医学发展史上具有重大的影响，屹立于世界医学之林。在理法方药上，形成了全面而又系统的医药体系。

十八反为中药反药的最早记载，据唐代《蜀本草》记载，十八反系由我国第一部药学专著《神农本草经》首先提出。可惜原书早佚，不能进一步查证。南北朝陶弘景承袭《本经》，在《本经集注》的序例中记载有相反诸药，即甘草反大戟、甘遂、海藻、芫花；人参、丹参、沙参、玄参、苦参、细辛、芍药反藜芦；乌头反瓜蒌、贝母、白及、白蔹，半夏反乌头。唐代孙思邈《千金要方》与《本经集注》所载的反药基本相同，唯增加乌头反半夏，总结为十九种。

在文献中，集中列举相反诸药的，以宋代《太平圣惠方》为最早。其中的藜芦反五参，在"分三品药及反恶"项"草药上、中部"中，分述各药使、畏、反、恶的内容。据刘禹锡说，"白及反乌头"，是《蜀本草》补充的，而《圣惠方》在集中列举相反药时，白及的使、畏、反、恶均未收录。如此以来反药数正好十八。但该书"分三品药及反恶项"，乌头乌喙条相反药中都有白及，则与《本经集注》所列的反药数目相同。

反药歌诀，最早出自南宋陈衍《宝庆本草折衷》一书，原十九反歌诀是："贝母半夏并瓜蒌，白蔹白及反乌头；细辛芍药（赤芍、白芍）五参辈（人参、丹参、沙参、玄参、苦参），偏与藜芦结冤仇；大戟芫花并海藻，甘遂以上反甘草。记取歌中十九种，莫使同行真个好。"目前通行的十八反歌诀

有两首，一首是金人张从正《儒门事亲》一书所列的歌诀："本草明言十八反，半蒌贝蔹及攻乌，藻戟遂芫俱战草，诸参辛芍反藜芦。"另一首是《医经小学》所记载的"十八反歌"，由刘纯撰写。"本草明言十八反，逐一从头说与听，人参沙参与芍药，玄参紫参及细辛，苦参丹参共八味，一见藜芦便杀人；白及白蔹并半夏，瓜蒌贝母五般真，莫见乌头与乌啄，逢之一反疾如神；大戟芫花兼海藻，却与甘遂四般并，若遇甘草同煎服，纵有良医活不成。外有六般相反物，切须避忌认之真，蜜蜡莫与葱相见，藜芦勿使酒来浸，石决明休见云母，犯了之时祸不轻。"张氏的诸参指的是五参，与《本经集注》所列的反药数是一致的，也是十九种相反药。

后世医家在十八反的基础上不断的补充，如明代李时珍撰《本草纲目》相反药已达36种；《中国药典》（1963）相反药有27种；《中国药典》（1977）有"不宜同用的药"41种，除去原来的相畏药还有28种，但海藻已获解放。《草医汇编》收载反药多至76种。可见十八反药的数目是在不断增加的。

据前世医家所述十八反药，实际为十九种药，但上述一些与十八反有关的药物，应否列入十八反之中，十八反究竟反得如何，值得研究探讨。如诸参或五参，据《本草经集注》序录残卷的最早记载，应为人参、沙参、丹参、玄参、苦参。但古时候的人参、党参未分，如南北朝陶弘景所述："上党来者，形长而黄，状如防风。"此语近似于今天临床上用的党参。直至清代吴仪洛才在《本草从新》中首载党参。由于古时党参与人参混用，所以未提出党参反藜芦。其次诸参不应包括太子参。据《本草从新》和《本草纲目拾遗》所载，太子参应为"辽参之小者"，而"辽参"为人参之别称，主产于辽宁。今天应用的太子参，并非五加科人参之小者，实为石竹科植物异叶假繁缕的块根，原属江苏民间草药，又名孩儿参，临床应用才近百年的历史。古今记载对照，二药相差甚远，不应列入十八反。又如今所用的沙参，有南沙参和北沙参二种，北沙参为伞形科植物，南沙参为桔梗科植物。十八反中所列沙参，据宋代《政和本草》及李时珍的《本草纲目》对沙参形态的描述，均为桔梗科植物的南沙参。后来北沙参是清代张璐在《本经逢原》首载，虽说有反藜芦的记载，但在诸参辛芍等反藜芦记述时，根本没有北沙参的记载。另外诸参中是否包括有紫参？据《本草纲目》载，藜芦条项的反药中，有紫参就玄参之说，其玄参切片内为紫色，故紫参是玄参的另一药名。据《本草纲目》紫参条查对，只有紫参畏辛夷之说，而无相反之言，故藜芦条项反紫参之说，本是《本草纲目》之误。

究其乌头来说，乌头有川乌、草乌之别。古代本草有家种为川乌，野生为草乌，而附子为川乌之附生块根的记载。直到明代李时珍才正本清源后说："诸家不分乌头有川、草两种，皆混杂注解，今悉正之。"进一步说明实际情况，川乌即附子母，主根叫川乌，附生根叫附子，乌、附同出一物。川乌、附子、草乌功用略同，草乌麻醉效果尤佳。但《本草纲目》以前的重要本草著作，均未将草乌、附子列入反药。到《本经逢原》问世后，才有"附子反半夏、瓜蒌、贝母、白蔹"，"白及反乌、附"的记载，均属毛茛科乌头植物，含有剧毒的乌头碱，所以都列入十八反药中，从此有附子反半夏、白及、白蔹、瓜蒌、贝母的记载传世。

芍药分赤、白二种，属毛茛科植物的根。但赤芍、白芍的功效有异，分别应用很早。明代《本草品汇精要》把赤芍、白芍均列为反藜芦。

贝母分为川贝母和浙贝母，始见于《神农本草经》，为百合科植物地下鳞茎。产于四川者叫川贝母，较小，产于浙江象山一代者叫象贝、大贝，个大。二者同科植物，其作用相近，所以都列入反药。

栝楼的成熟果实叫瓜蒌，其根叫天花粉，其果皮叫瓜蒌皮，其种子叫瓜蒌子。比《本草纲目》早几十年的《本草品汇精要》，就将瓜蒌子列入反乌头。

总的说来，从《神农本草经》后，十八反实际是 26 味反药：即甘草、大戟、甘遂、芫花、海藻；草乌、川乌、附子、半夏、瓜蒌根、瓜蒌子、瓜蒌皮、川贝母、浙贝母、白及、白蔹；藜芦、人参、党参、南沙参、玄参、丹参、苦参、细辛、白芍、赤芍等都属反药。十八反药在理论上虽属于配伍禁忌，但在临床实践中，古代有反药汤方的记载。近年来，也有不少临床工作者取得满意的治疗效果，成了患者的福音。尽管如此，因十八反的记载年代久远，所以还有不同的争论和见解，主要有禁用、不宜同用和反药同用的几个方面。

（1）十八反的禁忌：两种药物同用时，发生剧烈的毒性反应或毒副作用，称为相反。如"一见藜芦便杀人"，"纵有良医活不成"，"逢之一反即如神"。本草明言二药根本不能同用，犯了之时祸不轻。但从古至今从未发现十八反致死人命的记载。

（2）反药不宜同用：《中国药典》（1977）在反药下有不宜同用的记载，但未说出为什么不宜同用。后世学者认为，反药同用一是加重病情，二是会危及生命，三是降低药物疗效。如《本草衍义》就有"人参与藜芦相反，若服一两参，入藜芦一钱，其一两参虚费矣。"的记载。这是用药比重之差，人参杀人无过矣。我国药典对反药仍规定为"不宜同用"。近 50年来，也有不少的学者用动物实验办法证明反药同用的相反作用，但也还存在着低等动物与高等动物的各方面的差异。

（3）同用反药无相反作用：清代著名医家张志聪，根据自己数十年的经验，对反药同用是否有相反的作用，提出了自己的看法。在《侣山堂类辨》中，明确指出了反药同用没有相反作用，说："相反者，彼此相忌能各立其功。"近代医家张文元，认为反药中毒，是由中药本身之毒性，并非相反作用的结果。认为反药同用没有相反作用。较早的文献也有不少记述。如晋代葛洪《肘后方》一书中，就有甘草解芫花之毒的记载。在南北朝的《炮炙论》中，就记有甘草和荠苨自然汁制甘遂的炮炙方法，至今有的地区仍沿用类似的甘遂炮炙方法。如果甘遂、芫花、甘草配伍，就会产生剧毒，那么这种解毒炮制的方法，就很难使人接受，这样的炮制方法也绝不会流传至今。日本学者鹤冲元逸先生也很赞同，并认为"相畏相反之说甚无谓也，古人制方全不拘于此，如甘草、芫花未见其害也，其他可以知已。"近50年来，也有不少学者做动物试验证实此观点，十八反的配伍禁忌与客观事实和临床收效也是不完全符合的。

笔者在1980年将十八反药分对按《药典》剂量加大5～10倍，反复进行自身尝试及毒理试验后，进入临床广泛应用5万余人次，收到得心应手的效果。并认为"反药是中药的核心之一，祖国医学的瑰宝，用之神良，是人类健康的福音"。提出"前后五千年，重审十八反，神农之奥秘，今天的法宝"。立誓将十八反药通过自身试验全部突破，不管是自身的大剂量，患者的中剂量，不论是80岁的老者，还是自己出生8天的小孙，均未出现"一见藜芦便杀人"、"纵有良医活不成"、"逢之一反即如神"的中毒现象。反药同用，性状有别，归经各异，其功不同，并非有杀人之过。

从古至今的实际记载看，也证实了这一点，中医历代方书里反药同用的处方较多，据统计，在《伤寒论》、《金匮要略》、《千金翼方》、《千金要方》、《外台秘要》、《圣济总录》等中医古典名著里，反药同用的处方就达365首之多。现代出版的中医方书，如《全国中成药处方集》里，就有反药内服方34首，用方68首。

十九畏：据一些临床报道，认为畏药同用无妨，但大多数人，仍把它与十八反药等同看待，不敢跨越雷池。那么，中药十九畏的来源及确切含义到底是什么？

十九畏的来源历来有不同的看法。有人认为十九畏歌出自《珍珠囊指掌补遗药性赋》（简称《药性赋》）。此书原题李杲编辑，但明清的许多医家认为这是伪托。如李时珍等指出该书的成书年代和作者暂时均无考。现见到最早载有十九畏歌的，是明代刘纯所撰《医经小学》。

十九畏歌的含义是什么？首见于《医经小学》的原歌诀是：

硫黄原是火中精，朴硝一见便相争。

水银莫与砒霜见，狼毒最怕密陀僧。

巴豆性烈最为上，偏与牵牛不顺情。

丁香莫与郁金见，牙硝难合荆三棱。

川乌草乌不顺犀，人参又忌五灵脂。

官桂善能调冷气，若逢石脂便相欺。

大凡修合看顺逆，炮爁炙煿莫相依。

歌词中的"人参又忌五灵脂"，此句的"忌"字，是谓根本不能同用。"狼毒最怕密陀僧"一句的"怕"字，有互畏的关系。本歌诀为七绝律诗，韵律严谨，但未料想到一部分药物由此遭受到拘禁。如"人参又忌五灵脂"，近代有人将五灵脂与人参同用，却能行气活血。从本句的"忌"字含义上讲，看出药物的单向性。"官桂善能调冷气，若逢石脂便相欺"，本句的"欺"字，从表面上看，可理解为"相互欺负"，实际上也表明了药物的单向性。

宋元迄清代，"相"字被用为指示代词，用于物及动词之前，指代动词所及的对象。而《神农本草经》提出的药物"七情"中的"相"字，基本上都采取了这一含义。如"相使"，是指一种药可辅助另一种药物。如"相欺"，指若逢石脂便相欺，从字义讲，可说明药物的单向性。但在临床实践中，就有一定的辩证关系了，有相逢之恶，相须为用的作用。最后两句"大凡修合看顺逆，炮爁炙煿莫相依"，进一步阐明连炮制时畏药都不能混在一起。

十九畏歌诀中，表明药物在配伍问题中相互辨证的单向和双向关系，同时强调剧毒药的相畏是一种特殊配伍，务必严谨精慎。相畏药较多，由于歌诀受韵、词、律的限制，不能全都列出。如清代医学家汪昂说："药生赋虽便于记诵，然限于字句，又须用韵，是以不能详括，决意不能竟达。"

明代，李时珍的《本草纲目》序例中，首先列"相须、相畏、相恶诸药"项，十九畏的药物，除桂、巴豆二条外，其余全部列入"相畏"项目。《神农本草经》说："半夏畏生姜"，生姜可抑制半夏的毒副作用，从而作为炮制的一种方法，临床已经常这样配伍，且收到很好的效果。《医学正传》也说："外有大毒之疾，必用大毒之药以攻之，又不可以常理论也，如古方感应丸用巴豆牵牛同剂，以为攻坚积药，四物汤加人参、五灵脂辈，以治血块，丹溪治尸瘵二十四味莲心散，以甘草芫花同剂，而妙处在此，是贤者真知灼见，方可用之，昧者不可妄试以杀人也。"《侣山堂类辨》说："聿考《伤寒》、《金匮》、《千金》诸方，相反相畏者多并用，有云相畏者，如将之畏帅，勇往直前，不敢退却，相反者彼此相忌，能各立其功，圆机之士，又何必胶执于时袭之固乎"。这些都强调了反畏药可以同用的论点。如人参、五灵脂合用，活血化瘀，治冠心病，取得了很好的效果，也支持了畏药同用的主张。乌头与犀角同用，也未发现毒副反应。李时珍认为"相畏者，受彼此之制也""相杀者，制彼此之毒也。"

以上所述，十九畏歌最早载于刘纯撰的《医经小学》。从歌诀的本义分析，以及后世临床应用的认识，都表明十九畏是指相畏关系，并非相反关系。也就说明十九畏不属配伍禁忌。

妊娠禁忌：是指妇女在妊娠期间，某些药物具有损害胎儿或堕胎的副作用，所以医生应当禁用或慎用。禁用的药物，大多数毒性较强，或药性猛烈，由于对胎儿的损害的程度不同，一般可分为禁用和慎用两大类。禁用的药物有牵牛、巴豆、砒霜、水银、大戟、商陆、麝香、三棱、莪术、水蛭、虻虫、斑蝥、雄黄等。慎用的药物有桃仁、红花、牛膝、枳实、大黄、附子、附片、干姜、冬葵子、瞿麦、薏苡仁等。从历代的临床报道和现代的药理研究结果来看，薏苡仁、槐花、法夏、白茅根对妊娠病的治疗没有副作用，不宜再列入妊娠禁药范围。

在妊娠禁药中，除了有剧毒的药物不能使用外，在病情确实需要的情况下，禁用和慎用的药物可以酌情使用。如《素问·六元正纪大论》说："妇人重身，毒之如何？"岐伯曰："有故无损，亦无殒也。"《女科要旨》说："盖有病则病当之，故毒药无殒于胎气。"清代周学庭更进一步指明："黄芩安胎也，乌附伤胎也，而胎当寒，黄芩转伤胎之鸩血，乌药又为安胎之灵丹，白术安胎也，芒硝伤胎也，而胎当热结，白术反为伤胎之砒霜，芒硝又为安胎之要品。无药可以安胎，无药可以伤胎，有何一定之方，有何一定药也……"说明了伤胎安胎药之间的辩证关系，伤胎的药可转化为安胎的药，相反安胎之药可以堕胎，进一步阐明辨证恰当，不分药也。

历代医家用妊娠禁药治疗妊娠症，也不乏其例。张仲景在《金匮要略》中，记载治疗妊娠病的附子汤、干姜人参半夏丸、葵子茯苓散，方中分别用了妊娠禁药附子、干姜、半夏、冬葵子等。近代文献报道也不少，如海崇熙用小承气汤加茵陈蒿汤加味治愈妊娠合并急性黄疸肝炎 3 例，随访对母体胎儿无影响。陈子蒿用附子汤加味治疗脾肾阳虚的水肿。哈荔田用桃仁、红花、刘寄奴、苏木、琥珀等活血祛瘀药治疗有瘀血特征的子痫。刘延龄用滑石块、生赭石、玄明粉、紫雪丹、《局方》至宝丹，治疗胎产期暑温病。笔者用结核 I 号方（海藻、芫花、赤芍、桂枝、半夏、杏仁、麻黄、干姜、细辛、五味子、百部、南星、藜芦、川乌、白及、白蔹、甘草）治疗肺结核孕妇，服药 6 个月，产一子，发育正常，身体健康。用治喘汤治疗支气管炎孕妇无妨。此两方的反、畏、禁药均有，其结果母体安康。然而必须强调，辨证恰当，选药合理，剂量慎用，方不会伤胎堕胎。

但也有人报道，早期妊娠者用行血破血、逐瘀通经之药组成一方，可用于人工流产。如孙济民用当归、丹参、红花、桃

仁、牛膝、泽兰、三棱、莪术、川芎等水煎服，以白酒 25 ~
50ml 为引，煎后饮下，对早期妊娠流产 56 例观察，成功的 45
例，无效的 11 例。临床观察表明，对妊娠 40 天以内、年龄 30
岁以上，分娩二胎以上者，效果尤佳。由此可见，妊娠禁药有
损害胎儿和堕胎的副作用，一是禁用毒性较强的药物，二是慎
用祛瘀通经药物。如水银是毒性强的药物，容易引起汞中毒，
大辛大热之品，行血破血之药，均有堕胎之弊，却不一定都在
妊娠禁药之内。

以上所述，对妇女使用的妊娠禁药，不局限于妊娠用药，
必须注意以下几个问题：

1. 临床上必须了解药物的性味，不一定毒性和剧毒的药
物都会使胎儿中毒而堕胎，明辨施治，该禁则禁，慎用以之。

2. 大辛大热、行血破瘀之药易于堕胎，求治施方不可不
虑，以免后患。

3. 应注意妊娠期妇女的个体差异，体质强弱。

4. 重视药物的合理配伍，注意掌握对子宫有刺激的药物
和抑制子宫兴奋的药物。如黄芩、白术、杜仲、苏梗、艾叶等
药，经实验研究证明，有安胎的作用。

5. 注意掌握药物的剂量，这是达到保胎愈疾的前提。妊
娠用药一般宜轻不宜重，重用甘草 100g 亦可堕胎。

6. 妊娠禁用歌宜诵，以便临床测之。歌诀是蚖斑水蛭及
虻虫，乌头附子配天雄，野葛水银并巴豆，牛膝薏苡与蜈蚣，
三棱芫花代赭麝，大戟蝉蜕黄雌雄，牙硝芒硝牡丹桂，槐花牵
牛皂角用，半夏南星与通草，瞿麦干姜桃仁通，硇砂干漆蟹爪
甲，地胆茅根与䗪虫。

（王延章）

浅论新用十八反

1. 人参与藜芦合用，益气生津，治头昏耳鸣，乏力，口
渴咽干。丹参与藜芦合用，清心除烦，降压生津，对高血压、
肝阳上亢、肢体颤抖有效。沙参与藜芦合用，养阴润肺，用于

久咳、燥咳、咳痰不利、气短懒言等症。玄参与藜芦合用，对热病伤阴，津耗营竭之证，可养阴润燥，生津从速。白芍与藜芦合用，柔肝止痛，涩肠固脱，收而不散，敛散相助。细辛与藜芦合用，宣发肺液，芳香开窍，提神醒脑，温肺治喘，化饮除痹，亦治涌吐风痰，尤其化饮功捷。苦参与藜芦合用，治痢下痛疡，皮肤疮疥，瘙痒。此组药已观察验证2780例，颇见疗效。

2. 川乌与白及合用，促使血液循环，增强凝血机能，温经而不助火，止血止痛。川乌与白蔹合用，祛风活络，温经镇痛，对出血疾病有止血消肿，去腐生新的效果。川乌与半夏合用，对风寒咳嗽，形寒肢冷，咳痰不利者，可温经散寒，祛痰止咳，亦治胸痹。川乌与贝母合用，温肺络，化热痰，敛肺气，使寒热平调，有辛而不散，甘润不敛之功。此组药在临床上观察验证3516例，未见不良反应。

3. 甘草与海藻合用，增强代谢，促进免疫功能，可清热利水，软坚散结，寒温相助。甘草与芫花合用，加强利水作用，治湿热内壅。甘草与甘遂合用，消肿除饮，破癥瘕结聚，治大便秘结。海藻、芫花与甘草合用，偏重于利水通小便。大戟、甘遂与甘草合用，偏重于润肠，治大便秘结。此组药在临床上观察验证6468例，疗效尤佳。

安全用药剂量，以成人计算，芫花、藜芦、大戟、甘遂各3～5g，川乌、草乌、白蔹各10g，其余反药均按常规随证用量。

（王延章）

谈中药的十八反

中药十八反之名，虽为五代后蜀韩保升等在《蜀本草》中首次提出，但无具体内容。北宋王怀隐等编著的《太平圣惠方》中，列出反药为"乌头反半夏、瓜蒌、贝母、白蔹；甘草反大戟、芫花、甘遂、海藻；藜芦反五参、细辛、芍药"。为后世中药十八反歌诀的依据。金代张子和的《儒门事亲》中有："本草明言十八反，贝姜半蔹及攻乌。藻戟遂芫俱战草，诸参辛芍叛藜芦。"此歌诀可供初学者诵读。

其后李时珍《本草纲目》中更有三十六反之说，比王怀隐说的反药翻了一番。但后者除大戟所反者外，其余三种主反都是副食品，较少或根本不作药用，故后代反药流行者，仍以王怀隐之说为多。此说一行，一切配有反药的古方，有的人就不敢用了。如《金匮要略》甘遂半夏汤之类，有谁在处方中配伍了反药，药店就拒绝售给，同道也时有非议。这样，更使有些方药不能发挥其应有的作用。

中药十八反到底是否存在呢？回答是：很可能不存在。现提出以下几点看法：

1. 汉代张仲景的《金匮要略》中甘遂半夏汤，即把甘遂和甘草同用一方中；明代陈实功著的《外科正宗》中海藻玉壶汤，又把海藻和甘草同用一方中，都犯了反药之禁。作者亦曾多次用过以上三方，只要病情适合，用量得宜，从未发现异常反应。作者在治疗体未大衰的结核性胸膜炎病人时，曾多次用大戟、甘遂、泽泻、连翘、黄芩、沙参、枳实、甘草等为方。治疗颈淋巴结核时，曾多次用泽泻、何首乌、夏枯草、海藻、甘草等为方，常获良好效果，并无不良反应。

2. 据《中医文摘》载李安成等的实验说，作者为了探讨甘草、大戟、芫花、甘遂、海藻诸药禁忌的反应，以家兔确定无毒性反应后，把若干家兔分成两组：一为对照组，分别以芫花、大戟、甘遂、海藻按 6.6g/1.5kg 体重计算；另一组为试验组，按上单位分别加入甘草 3.3g/1.5kg 体重饲食或灌胃进行比较观察，证明上五种药无论单药或按配伍禁忌配用，对家兔的呼吸、心跳、体温瞳孔反应及胃肠功能，均无显著影响。虽然家兔对有些毒物的反应可不相同，但如把反药配在一起，可能增强毒性，则四种药按配伍禁忌配用的药存施于个体，何以没有一个发生显著变化？适应总是有一定范围和限度的。

3. 增强毒性，无非是一药与另一药合煎，发生了化学变化或增加了一方的毒素。就现今的实际情况说，不少中药所含的主要成分已被人们所知。但大戟与海藻之功效，成分不同，何以都反甘草？人参与细辛的功效成分迥异，何以都反藜芦？这些都足以发人深省。

4. 名老中医罗继光告诉我，在他的家乡，新中国成立前有一人因久病不愈，痛苦难支，曾在三个药店分别把十八味反药买齐，一同煎服，图谋自杀，但尽剂而安然无恙。

那么，是不是古人毫无根据地提出十八反药来哗众取宠呢？我看不是，它的产生，可能是古代人把偶然视为必然而致。因为十八反药中的大戟、芫花、甘遂、乌头、藜芦五味药均为大毒之品，如施用于虚弱患者，必会引起不良反应；即使病人身体尚健，因用量过大或服量过多，都会造成事故。这些都是有毒之药自身产生的恶果，而不是配伍用药的问题。

数以千计的中草药在配伍中是否真有反药存在？还有待于今后从科学实践和临床实验中来总结确定。即使有，也不一定在这十八味、三十六味中。鲁迅先生说得好："第一次吃螃蟹的人是很可佩服的，不是勇士谁敢去吃它呢？螃蟹有人吃，蜘蛛也会有人吃，不过不好吃，所以后人不吃了。像这种人我们应当极端感谢的。"许多成功的经验都是要付出代价的。对此，我愿与同道共勉。

（李孔定）

相反相畏的中药在外治法中应否忌用

中药的配伍禁忌，前人有"十八反"与"十九畏"的记述。所谓"反"，指两味药合用后，能产生毒副作用。所谓"畏"，指两药合用后，能使药效降低或消失。但在古今配方中，也有一些反畏药同用的例子，如甘遂与甘草同用，治疗腹水，可以更好地发挥甘遂泻水的药效；党参与五灵脂同用，治疗胃病，可以补脾胃，止疼痛，而药效无损。实验结果提示，某些十八反药组内存在着疗效互相干扰的情况，妨害某些药正常疗效的发挥。有的组对只在特定的条件下，呈现疗效妨害。

有的虽然文献中言之凿凿，却不能在实验室条件下观察到干扰疗效的现象。相反组对在一个方剂中出现，有可能干扰或妨害原方剂的药效，但并非在所有的方剂中都出现，也并非对所有药效都发生干扰。因此，在内服方中，尽可能避免使用十八反配伍。外治法一般不避反药，如《理瀹骈文》中用清阳膏贴胸背，治大结胸证。膏内有甘草，在膏上还掺加甘遂等药末。又治相火盛者之梦遗，用甘遂甘草末，猪脊髓捣丸掩脐，七日一换，能清相火。近代用甘遂甘草末、猪脂共捣如泥贴脐，治小儿虫积癖块；甘草、甘遂等分为末，蜜调涂敷冻伤；甘遂插耳，口含甘草，治耳鸣耳聋等，都取得相反成功的疗效。其他如乌头和半夏等药同用，更不必介意。《理瀹骈文》治脾虚食呆，证见脾阳不达，饮食不化，兼胸腹痞满，腹胀时痛，嗳腐吞酸者，需攻补兼施，用健脾膏和金仙膏各半摊贴胸脐。健脾膏中牵牛、丁香，分别与金香膏中的巴豆仁、郁金相畏，合并后并未降低药效，却收到相得益彰之效。近人有意用官桂和赤石脂同敷脐，治疗小儿寒泻，未见相畏之弊，反增温中困涩之功。

外治用药为何不避反畏？因外治常用药末，未经煎煮，发生药效干扰的可能性小，有的制剂用麻油煎熬或蜂蜜调涂，可以减缓药物的毒性，有的则有利用其相反相畏的特性而增加药效。外治药物多由皮肤或孔窍渗入，或通过经络穴位传输，一般剂量较小，即使发生毒副作用，也可立即撤除，因而较内服安全。

（吴震西）

十八反十九畏的研究概况及临床新用

一、研究概况

十八反、十九畏在中药配伍禁忌中，一直是素有争议、而未决的问题。据成都中医学院凌一揆考察，十八反名称可能最早见于《蜀本草》，至金元时期张子和概括为"十八反歌"，李东垣总结编出"十九畏歌"后，一直流行至今，成为中药配伍禁忌的代名词。九江市三医院刘俊楠考察，十八反名称在隋唐以前，并不为医药界所公认；宋代以前，并未引起医家的足够重视，并查阅八部宋代以前有影响的医书，从中发现有215方中含相反的内服方，证明十八反并非绝对的配伍禁忌。主张莫过信古之说。对十八反、十九畏，历代医家的看法不一，持怀疑论者甚多。1937年，张文元曾有专著全面否定十八反。长春中医学院肖永林撰文认为，相反的药物不能同用的原则是完全正确的。但十八反不属这一原则，十八反是属于误解造成的。北京中医学院研究生倪建伟，1985年撰文引据认为，十九畏首载于刘纯的《医经小学》，是指"相畏"关系而非"相反"关系，亦即十九畏不属配伍禁忌。对十八反研究撰文较多的林通国认为，承认它有毒副作用是可以的，但列为禁区是不应该的，可"以反治反"。对十八反、十九畏研究撰文较多的中国中医研究院中药研究所的高晓山，通过对实验研究的总结并结合临床运用，认为十八反不是绝对的配伍禁忌。相反并不是意味着配合后肯定会对人或动物发生剧烈的毒害，按前人经验适宜，可产生更理想的疗效；十九畏也非绝对的配伍禁忌，也蕴藏着重要的医疗价值。

二、临床新用与实验参考

历代医家对"十八反"、"十九畏"产生怀疑，直至今天得出非绝对配伍禁忌的结论，但由于十八反、十九畏实验研究结果尚不尽如人意，还需要进行很多研究。临床实践和实验研究的部分资料成果撮录如下，以供同仁参考。

林通国用拮抗丸：川乌、瓜蒌、白蔹、白及、川贝、藜芦、丹参、玄参、北沙参、苦参、党参、南细辛、白芍、芫花、甘遂、大戟、海藻、甘草、黄连、黄芩、云防风、五灵脂共为末，水泛为丸。日服3次，每次10粒。广泛用于湿痰喘咳、心脾不足、心血瘀阻、脾肾阳虚、脾胃虚弱、痰凝气滞的哮喘、气管炎、心动过缓、心脏神经官能症、冠状动脉硬化、慢性胃炎、胃溃疡、萎缩性胃炎、慢性肠炎、不明原因腹泻、痰核、瘿瘤痞块病人 280 例，治愈 91 例（32.5%），显效 61 例（21.28%），进步 103 例（36.78%），有效率为 91.64%，无效 25 例（8.9%）。用追风下毒丸（甘遂、大戟、巴豆、牵牛子、大黄、芒硝、甘草共为末，水泛丸），日服 2 次，每次 8～12g。用于软坚散结，活血祛瘀，泻火导滞，涤饮消肿，治疗癥瘕积聚，痰癖痰饮，痞满蛊胀等沉疴痼疾 220 例，治愈 83 例，显效 71 例，进步 63 例，无效 3 例，总有效率为 98.63%。

金恩波通过药理实验发现，小剂量芫花（$\frac{1}{5}LD_{50}$）、甘草（$\frac{1}{6}LD_{50}$）合用，不仅未见毒性反应，而且芫花还增强了甘草抗大白鼠的胃溃疡的作用；并提示甘草增加芫花毒性，可能不是由于混合煎剂的物理化学变化，而是进入机体后产生的药效学影响。另有人报道 50% 乙醇浸液中，甘草酸对甘遂留蕺的溶出作用有关，是两药共浸毒性增高的原因。

广州军区总医院蒋瑞峰用党参代人参实验，用膈下逐瘀汤加味：桃仁 12g，白芍 15g，台乌 6g，延胡索 6g，当归 12g，川芎 9g，五灵脂 6～12g，红花 9g，香附 9g，党参 6～12g，鱼古 15g，甘草 15g。治疗胃肠病人 30 例，临床有效率为 100%，胃肠镜复查有效率 100%，治愈率为 81.25%。

凌一揆常将人参、五灵脂同用，治疗气虚、血瘀、虚实互见的冠心病、胃溃疡等，每获良效。

成荣生自服赤石脂、官桂各 3g，1 日 1 剂，连服 2 日，未见毒性反应，只自觉咽干、口苦、大便干涩，因而以官桂、赤石脂同加减完带汤治疗数例寒湿久滑带下病者而愈。

刘俊楠自 1969 年用甘遂半夏汤去白蜜加苓术服 9 剂，治愈一腹壁脂肪增多症后，对十八反诸药进行小剂量试服，并逐渐加大剂量，除藜芦服用 3g 外，其他相反药内服至 9g，未发现毒副反应。

第二军医大学用瘿瘤丸（含海藻、甘草）治疗甲状腺肿瘤，还用八珍丸加海藻等组成通气散坚丸，治疗肿瘤转移，胸腹胀痛喘咳等证。

广东佛山中医院用抗毒合剂、敌癌片等配合外用消癌散（内含生土半夏和川乌、草乌），无选择地治疗鼻、咽、肝、舌、食管、胃、甲状腺、乳腺、直肠诸癌，骨肉瘤，白血病等200例，取得显效47例（23.5%），稳定88例（44%）。

蒲辅周发现温白丸加微量甘草、甘遂末，服后能使有鸦片瘾者呕吐狼藉；甘草、甘遂等分为丸，一日2次，共14粒，梧子大丸，使14~15岁痴女剧烈呕吐，气息微弱，昏迷不醒，次日才苏醒。

褚瑞生与志愿者服2倍常用量的葱、蜜，未见毒性反应。但王天益的动物实验中，动物有反应，其中羊反应较重，3只解剖均见心包积液，心内膜点状出血。

由上可见，十八反、十九畏均非绝对的配伍禁忌，应用适宜，可见非常之效。尽管如此，十八反中多为剧毒药，又有古训，前人经验忌之，临床应用宜谨慎小心，有根据地探索用药，发挥中医特长，挖掘有价值的医疗方剂，为人类造福。

（王景潘　王莉）

浅谈海藻与甘草在临床中的相伍应用

海藻，性寒，味苦咸，入肺、脾、胃、肾经。张元素用海藻治瘿瘤马刀之疮，坚而不溃者。《内经》说：咸能软坚。营气不从，外为浮肿，随各行经之药治之，无肿不消，亦泻水气。《本草纲目》、《本草崇原》、《本草新编》、《本草便读》等均对海藻的软坚散结之功进行了精辟的论述。现代药理研究证明，海藻在临床上之功用甚多，如抗血液凝固作用，降低血脂作用，血液扩容作用，降压作用等，只是在《本草经集注》中提及反甘草。

虽然海藻甘草配伍属十八反，但是古人早有破禁之先例。李时珍曰："甘草与藻、戟、遂、芫四物皆反，而胡洽居士治疾癖，以十枣汤加甘草、大黄，即是疾在膈上欲令通泄，以拔除病根。"李东垣治项下结核，用散肿溃坚汤加海藻；朱丹溪治瘰疬，莲心饮用芫花一方，俱有甘草，即是胡居士之意。故陶弘景说："古方亦有相恶、相反而并不为害者，非妙达精微者，不能知此理。"而甘草味甘平，无毒，入脾、胃、肺经，善治营卫气虚、伤寒脉结代、失眠、烦热、心悸，同时对十二指肠溃疡有较好作用。现代临床证实，对胃、十二指肠溃疡有较独特的临床效果。

张仲景设甘草甘遂半夏汤，尤怡释为："甘草与甘遂相反而同用，云者，盖欲其一战而留饮尽去，用相激而相成也。"王肯堂《证治准绳》治瘿瘤的昆布散，以及《医宗金鉴》的通气散坚丸、海藻玉壶汤等，均足以说明古人早已打破十八反中多种相反之例。

近人刘柏龄用海藻甘草合剂治疗颈部淋巴结核，湖北黄陵卫生院用海甘消瘰汤治疗瘰疬，均收效甚捷。其功效要点，就是加入甘草一味。

笔者常常在临床上应用海藻甘草汤、散，进行活血化瘀，降脂、降压、软坚散结、消肿之举，而临床收效极佳，并未发生副反应现象。同时用海藻甘草汤治睾丸肿痛，收效甚佳，未发生毒副作用。

据现代药理学研究，用海藻对家兔进行灌胃试验，与甘草并无明显的毒性相加作用，即并未发现中药中所谓"相反"的情况。

目前有些医者，药房技师，见到海藻甘草同用之举，便望而生畏，其实多余，海藻甘草同用，在今后的临床实际工作中，诚望同行们作进一步探讨。

（陈德林）

乌头

乌头有川乌、草乌两种。为毛茛科多年生植物乌头和北乌头的块根。川乌主产于四川安县、平武、青川、北川，多以栽培为主。草乌全国各地均产。夏至采收，洗净晒干，用生姜、皂角、甘草泡水，将乌头浸透吸干，使乌头透心，取出切片，晒干或烘干。乌头与附子的功效相近，均有祛风散寒，温经止痛之功效。但乌头补阳之力不及附子。

本品辛热有毒，其性烈，归心、肾、脾经。川草乌为乌黑色，不夺目受看，性烈功大，用时稍不注意而容易中毒，伤命乌乎，故名乌头。本品可治诸证寒痛，如头风冷痛，血瘀头痛，咽喉痛，胃脘痛，血瘀腹痛，女子经行小腹冷痛，寒湿痹痛，跌打损伤作痛，外用麻醉等。前人有单用乌头，如《金匮要略》的乌头煎，同蜂蜜吞服，治寒疝腹痛；在《外台秘要》中本品研末浸酒吞服，治头风头痛；在《本事方》中，本品煮粥服，治风寒湿痹，半身不遂，麻木不仁；在《博济方》中，本品与栀子配伍，治心腹冷痛，寒热不和；在《集验方》中，本品配伍白芷为末，茶汤送服，治头痛连睛；仙桃丸，本品与五灵脂、威灵仙配伍，治手足腰膝麻痹疼痛，跌打损伤；在《普济方》中，本品与附子研末作丸，棉布包咬于牙痛处，治风虫牙痛；在《圣惠方》中，本品研末与醋调涂，治腰足冷痹麻痛；本品与南星、蟾酥、北细辛、生半夏、藜芦研末，涂敷局部，作疮疡开刀之局部麻醉。草乌与川乌功用相似，但草乌的效力更强。

为了进一步了解乌头的功效，以《神农本草经》的最大剂量，将乌头与半夏、白及、白蔹、瓜蒌、贝母等药分别进行了自身试验观察和临床验证总结。如川乌白及煎服，用治跌打损伤，经行腹痛，有行气止痛，止血消肿之功效。自拟的川乌白及养脏汤，治风寒型痢疾有温肾健脾，涩肠固脱之功。加味四物汤，对久病体衰，产后失血过多所致的血亏，虚火上逆所致的头晕目眩，有补血、养阴、止痛之效。

川乌与白蔹合用，可温经散寒，消肿止痛，敛口生肌。二药在临床上复方配伍，对寒湿痹痛，痈疽疔毒，有解毒止痛，去腐生新，温经除寒，消肿散结之功效。如自拟的失笑四物汤，对血瘀型胃痛有活血化瘀，和胃止痛之功效。芍桂各半汤，治皮肤痛，有解毒透表，祛风散寒，疗疮止痒，去腐生新，温经散寒，消肿散结之功效。肺结核Ⅰ、Ⅱ号方，对肺虚型和肺肾两虚型的肺痨有祛邪扶正，润肺养肾，杀虫祛痰，止咳平喘之功效。

川乌与半夏合用，气香味淡，呼吸通畅，治咳嗽胸痛，一身舒爽轻快。如自拟的川芎茶调散加减，治风寒型头痛，可祛风散寒，温经止痛。川乌白术半夏天麻汤，对痰浊头痛，有燥湿健脾，化痰降逆之功效。茵陈川乌半夏汤，治黄疸阴黄型，可健脾疏肝，温利寒湿。杏苏加味方治风寒咳嗽，可疏风散寒，宣肺止咳。

川乌与瓜蒌同煎服，其味微甘，治痰热交阻所致的咳嗽和气滞，痰阻胸痛，有解痉止咳，消食导滞，润肠通便，散结祛痰之功效。如自拟的加味乌头汤，治风寒型痹证，可温经散寒，祛风止痛。肉桂润肠丸，治冷秘，可温阳散寒，润肠通便。杏苏汤，治伤风咳嗽，可疏风散寒，宣肺止咳。

川乌与贝母同用时，先将川乌单煎服，有唇舌发麻的感觉，二药同煎服，通过互相制约水解后，无口唇刺激反应，反而增加了小便量，可见二药相须为用，川乌辛而不散，贝母甘润不敛，开扣结合，祛痰除饮，止咳平喘，镇痛除痹，利水消肿之功效。如自拟的桑杏加味方，用治燥热咳嗽，可清热润燥，化痰止咳。肺结核Ⅲ号方，治气血两亏型肺痨的久咳伤肺，肺气不足，肺阴虚亏，痰中带血，骨蒸潮热，盗汗或自汗等证，有补肺止咳，健脾益气，杀虫治痨之功效。

据西医学研究，本品含乌头碱、次乌头碱、搭拉地萨敏、川乌碱甲、乙等生物碱和多量淀粉。乌头碱、乌头原碱有镇静镇痛的作用。乌头碱可作局部麻醉用药，对各种神经末梢及神经中枢先兴奋后麻痹。乌头总生物碱有较强的抗炎作用，其作用与兴奋垂体、肾上腺皮质系统有关。

总的说来，乌头是一味温经散寒、镇静镇痛的良药。用治外感风寒，头身作痛，虚寒内盛的冷腹痛，寒湿痛痹，筋骨疼痛等，均有显著的疗效。亦可治皮肤瘙痒，作开刀局麻用药。乌头有毒，性烈无疑，药力迅猛，止十二经之痛。其止痛效果，为羌活、白芷、川芎、吴萸所不及。审因识证，灵活就用，得心应手。如临床用量不当，结合用药不妥，易引起中毒麻痹。

（王延章）

第四章　治验精选

第一节　内科论治

治喘汤治疗哮喘 374 例疗效观察

哮喘，即气喘、喘息，系指呼吸比正常人快而急促，喉间有痰鸣声。大抵属于西医学呼吸系统的急慢性支气管炎、支气管哮喘、肺气肿、肺结核等病。

一般资料：本组 374 例中，男性 218 例，女性 156 例；20岁以内 187 例；21～40 岁 98 例，40 岁以上 89 例。

治疗方法：治喘汤。海藻、桂枝、赤芍、半夏、杏仁各15g，制川乌、麻黄、干姜、北细辛、五味子、制南星、百部各 10g，芫花、藜芦、甘草各 5g，柏树果 30 粒。每剂煎服两日，一月为一疗程，全程三个月。

治疗结果：治愈 269 例，占 70.2%；明显好转 102 例，占28.9%；无效 3 例，占 0.9%；总有效率达 99.1%。

典型病例：李某，男 48 岁，农民。自诉四年前患春温病后，热伤肺阴，余邪未净，咳喘痰多，痰鸣气急，呼吸急促，喜端坐呼吸，每逢冬春季咳喘频发，感冒后病情加重，多方治疗无效，X 片结论为支气管哮喘。1990 年 10 月 28 日来我院求治，服治喘汤加柴胡、黄芩，自觉呼吸通畅；30 日后又以原方加礞石连服 2 剂，痰涎减少；11 月 4 日服第 4 剂后，咳喘微停；11 月 13 日再诊哮喘痊愈。为了巩固疗效，连服 4 剂自拟的"治喘汤"后，随访至今从未复发。

体会：本方是经自身试验而自拟的，至今临床上已用30000 余人次。几千年来实践证明哮喘反复发作难愈，而本方在临床上能起到治哮平喘的作用。此方是寒热错杂、综合治疗的有效方剂，是根据湿胜痰、肺通调水道的医学理论配伍的。

方剂中的海藻、芫花利水祛湿；甘草助海藻、芫花、半夏、杏仁止咳平喘；北细辛、藜芦解痉止痛，提神醒脑，涌吐风痰；川乌、桂枝、干姜温经散寒，调营止痛；海藻能增强免疫能力，为百病良药，与甘草功不相让，川乌、甘草同归十二经，川乌能攻能散，甘草能缓能合，攻守结合。本方中的海藻、芫花反甘草，北细辛、赤芍反藜芦，半夏反川乌，但并无毒性反应。对正虚邪实、寒热错杂的哮喘症，却收到寒热平调、止哮平喘、祛痰蠲饮之功效。

（王延章）

巧用反、畏药治顽疾体会

中医药学对药物组方配伍要求严格，君臣佐使，丝丝入扣，用药禁忌十分讲究，尤其是对十八反、十九畏，在临床上更是顾虑重重，慎之又慎，或弃之不用。但其中道理如何，确又知之不深，讲之不透，已成为值得探讨和突破的问题。

笔者曾遇两例萎缩性胃炎病人，经长期中西药治疗，疗效不佳，试用相反、相畏的药物配伍，使其病痛霍然若失。现将心得介绍如下，供其同道批评指正。

例1. 孙某，男55岁，工人。胃脘胀痛间歇性发作7年。1990年2月，以慢性萎缩性胃炎收入院，部分黏膜腺体肠化。B超提示：慢性胆囊炎。四诊所见：面色萎黄，神疲乏力，舌质偏红，薄白苔，唇燥少津，胃脘隐痛，餐后撑胀痞满不适，纳差不食，腰膝酸软，受凉、劳累时症状加重，两脉沉细。中医病名胃脘痛，辨证为脾胃阳虚，气阴不足，兼气滞痰阻。鉴于病人已4次住院，故处方用药较难把握，拟附子理中汤、黄芪建中汤、一贯煎合方加减，方药如下：

熟附片、干姜各6g，砂仁、木香、厚朴、贝母、当归、枸杞子各10g，黄芪、炒白芍、玄参、熟地黄、杜仲、怀牛膝各15g，茯苓、生山楂各20g。2剂，每日1剂，水煎分2次饭前服。

服药后无不良反应，再进6剂。诉多年为苦的胃脘胀满症

状得解，患者心喜，医者也有了信心，又守前方服 20 余剂，
饮食改善，精神振作，疼痛已不明显。效不更方，治疗继续，
住院 56 天，诸症基本消失，出院。出院后，门诊再行巩固治
疗 1 月余，胃镜复查，病理检查报告：黏膜慢性炎症，充血水
肿。萎缩病理变化消除而告痊愈。

　　久病长期治疗效果平平，且症状较多而杂，胃脘隐痛以胀
满为苦，虑其脾虚日久，内生痰湿，久病生痰，怪病治痰。
《本草别录》说："贝母疗腹中结实，心下满……"与附子合
用相反相佐共奏温中化湿，消痰散结之效。其余理中汤温脾；
黄芪建中健脾益气；一贯煎养阴补肝肾，抑肝木扶脾土；杜
仲、牛膝等壮腰健胃；木香、砂仁、厚朴健脾理气，顺气祛
痰；生山楂酸甘化阴，和胃消食。

　　例 2. 田某，男，38 岁，干部。胃脘痛 8 年。1992 年 7
月，门诊以慢性胃炎收入院。入院后胃镜检查为慢性萎缩性胃
炎。病检：部分黏膜肠上皮化生伴不典型增生。临证所见：胃
脘胀满隐痛，痛喜温按，夜间痛甚，睡眠欠安，纳差乏力，面
少华色，舌质淡红，边有齿印，薄白微腻苔，脉沉小弦。病属
胃痛，辨证为脾虚气滞，方用香砂六君子合枳术丸加减，健脾
益气，和胃理气。

　　方药：

　　党参、炒白术、茯苓各 15g，陈皮、法半夏、木香、砂仁
各 10g，枳实 8g，焦三仙各 20g。6 剂，每日 1 剂，水煎，分 2
次饭前服。

　　服药后无明显改变，又服 6 剂，胀满缓解，饮食稍增，唯
夜间疼痛，睡眠不佳没有改善。故从阴分瘀血外调整用药，加
炒蒲黄 10g，五灵脂 10g，石斛、合欢皮各 15g。再服 6 剂，夜
间疼痛减轻，睡眠较前为好。守方不变，又治半月，诸症尽
消。病者不愿胃镜复查，带药出院，巩固疗效。随访半年，未
见复发。

　　胃脘隐痛，且有胀满，从脾虚气滞辨治本无大错，但病人

又兼夜间痛作，睡眠不安，故加失笑散活血化瘀。由于经济原因，人参应用受限，而多以党参代之。配五灵脂，相畏相佐，功达益气健脾，化瘀止痛，使瘀去痛除。《本草纲目》载五灵脂"男女一切心腹、胁肋、少腹诸痛……"并治。配石斛、合欢皮养胃，滋生津液，醒脾安神，活血生血。

（陆明）

白及乌头汤的临床应用

自拟白及乌头汤，经临床长期反复验证，治疗浅表性胃炎154 例，疗效显著。

一般资料：本组经胃镜、X 线检查，诊为浅表性胃炎。154 例中，男性 84 例（54.5%），女性 70 例（45.5%）；年龄最大 69 岁，最小 15 岁；20~40 岁的中青年患者较多。

方剂组成及功用：乳香、没药、半夏各 20g，厚朴 30g，白术 25g，延胡索、白及各 15g，川乌、草乌各 10g，川楝子 7 枚（炮），党参 15g，五灵脂 15g。方中乳香、没药、延胡索、川楝子行气止痛，去瘀生新，疏肝理气；白术重在燥湿调中；川乌、草乌温里散寒止痛；半夏调中和胃降逆；党参、厚朴宽中行气除满；五灵脂行血止痛。文火水煎服，每 2 天服 1 剂，10 天为一疗程，一般 5~10 个疗程痊愈。（方中川乌、草乌反半夏、白及；党参畏五灵脂），伴恶心呕吐者，加干姜；失眠多梦，烦躁不安者，加茯苓、黄柏、石膏。

治疗结果：治愈 115 例（74.6%），显效 37 例（24%），无效 2 例（1.4%），总有效率达 98.6%。

例 1. 彭某，男，28 岁。1993 年 6 月 10 日就诊。自诉饮满胸闷，时有隐痛放射至两胁，恶心反酸呕吐，心烦不适，痛无定时，经胃镜检查，诊为浅表性胃炎。脉濡细而数，苔白腻，治以行气止痛，和胃调中。方用白及乌头汤，治疗 5 个疗程后，症状消失，后未复发。

例 2. 周某，男，54 岁。1992 年 9 月 5 日就诊。经县红十字医院胃镜检查，结论为慢性浅表性胃炎。临床表现：上腹胀痛，胸闷不舒，恶心，干呕，反酸，恶寒纳差，精神欠佳，脉沉细数，舌苔黄腻。治以清热泻火，降逆止痛，益气调中。方用白及乌头汤。清热泻火加黄柏、大青叶；益气调中加大枣、党参、黄芪。服 5 剂，明显好转，9 个疗程痊愈。

体会：浅表性胃炎，多因肝气横逆犯胃，饮食不节，忧思过度，劳逸失常，胃壁受损，引起脾虚胃弱，脾弱湿盛，升降失调，脘腹胀满，纳食减少，面色㿠白，导致气滞血瘀，肝胃不和。根据中医理论，气滞则血瘀，瘀滞则痛，痛则不通。此方吸取前人多年医疗精华，《重审十八反》攻破四千余年的奥秘，近代学者专家做动物试验证明是可以合用的。王延章老师自身试验后，在临床上广泛应用，效果很好，常用川乌、草乌与半夏、白及合用，促使排瘀，改善血液循环，消炎止痛，在临床上发现有抗癌的作用。

总之，要诊断准，运用灵，巧配合，用量足，多能达到明显的效果。

（王　平）

附贝汤的临床应用和体会

笔者带着"附子反贝母"这一问题，通过对附子、贝母的观察与研究，认为只要注意二药的炮制、煎熬、剂量和适应证，是可以配伍的。几年来，自拟附贝汤，用于治疗虚寒型疾病数例，均取得了满意的疗效。

例 1. 吴某，男，40 岁，农民。1990 年 9 月 22 日就诊。自诉半年前背部患痛，此起彼伏，连绵不断，两处贲起如馒，稍红肿热痛，无脓水，形寒肢冷，体温低热，苔白腻，脉弦。投以多种清热解毒药无效。诊断为疔痛，阳虚型。用自拟温阳解毒之剂附贝汤加减，处方如下：

附子 9g（先煎 1 小时），贝母 6g，肉桂 1.5g，皂角 9g，川黄连 3g，蚤休 15g，红藤 30g，当归、赤芍各 9g，薏苡仁 30g，苍术 9g。7 剂，玉枢丹 1 瓶（外用调敷）。

再诊时，病者服药后汗出较多，不怕冷，旧痛渐愈，新病未生。复按上方服 7 剂，玉枢丹 1 瓶调敷患处。后再 2 诊后病愈。

本例背痈虽属红热，局部似乎表现为热证、阳证。然以往一味凉解，非但无济于事，而不见好转。中医外科之疾，虽有局部症状，脏腑经络学说认为全身症状最为重要，应以局部与全身症状结合治疗。本例全身症状为形寒肢冷，苔白腻，属于阳虚。再是病历半年之久，阳气渐衰而不运，毒邪缠绵而不去。故用附桂大热之品，振奋阳气，温阳托毒；贝母清热散结，以助托毒外出之力；皂刺辛温散结，配川黄连、苍术、苡米、蚤休、红藤、当归、赤芍等清热散结，活血解毒之品；外用玉枢丹以癖毒软结。《疡医大全》说："凡诊痈疽，论治必须先审阴阳，及医道之纲领。阴阳无谬，治焉有差！"本方寒热同用，阴阳并顾，故契合病机。

例 2. 刘某，女，教员，54 岁。1991 年 1 月 12 日就诊。慢性哮喘已 10 余年，反复发作。症见哮喘痰多，身倦无力，食后腹胀，大便溏薄，形寒肢冷，苔白而厚，脉细弱。曾用大量抗生素及清热化痰平喘药无效。诊断为哮喘脾虚型，自拟温中健脾，化痰止咳之剂，用附贝汤加减，处方如下：

附片、枳壳各 9g（附片先煎），贝母 3g（冲末兑服），甘草、干姜各 6g，党参、当归各 15g，白术、茯苓、厚朴各 12g，黄芪 30g。哮喘渐愈，食欲增加，复按原方服 7 剂。知二诊后病愈。两年后随访，未见复发。

本例哮喘长达 10 年之久，曾用大量抗生素、清热化痰平喘药而无效。食后腹胀，大便溏薄，形寒肢冷，苔白厚，均属脾（阳）虚不能健运之象。由于脾不健运，故见身倦无力，大便溏薄等脾阳虚弱之证。"脾为生痰之源，肺为贮痰之器"。故见哮喘痰多，经久不愈。苔白厚，脉弦，均属脾虚痰湿内阻之证。故用附片、干姜、白术温中健脾；贝母、枳壳、厚朴润肺化痰，平喘散结；党参、当归、黄芪补益阳气，扶正祛邪。上药配伍应用，使脾得温运，肺得清化，诸症消失，病告痊愈。

　　体会：附子甘、辛大热，有毒。归心肾脾经。回阳救脱，温肾助阳，祛寒止痛。附子反贝母。本人从1990年以来，对附子进行了反复研究，发现①附子经炮制后，毒性大大降低。②附子对高热不稳定，若是久煎（1小时以上），所含乌头碱的毒性大减，而其他作用不变。③附子（加工后的饮片又叫附片）若与甘草、干姜相配（四逆汤），可减轻附子的毒性，并能提高强心作用。应该承认附子有毒，但有毒也能治病，只要把握好炮制、用法、用量和适应证，其中毒也是可以被人体所利用的。贝母苦、甘、微寒，归肺经，润肺化痰，清热散结。

　　正由于附子辛温，走窜不守。贝母清润归肺经。二药配伍能够一温一清，一攻一守，相得益彰，相互补充。附子能祛寒止痛；贝母能清热散结，二者寒温并用，能温阳解毒，化痰散结。笔者认为，附子不反贝母，经上述病例的临床应用证明，确有独特疗效。

（郑国章）

治瘰疬特效方

　　方剂组成：海藻、夏枯草各30g，甘草、玄参、生牡蛎、贝母各9g。

　　功效：清热化痰，软坚散结。

　　主治：颈部及耳后结核如豆，皮色未变，逐渐增大，串生，溃后脓水清稀，有败絮样物质，此愈彼溃，或成漏管，口苦心烦，脉数。

　　用法：以上六味，用开水3盏，煎至1盏，分3次饭前服，每日1剂，续服至愈。

（郑国章）

中药反治法治疗浅表性胃炎40例疗效观察

　　浅表性胃炎，是一种以胃黏膜炎症为主要病理变化的慢性疾病，目前已成为一种多发病、常见病。近几年来，自拟胃炎汤治疗 40 例效果良好，现总结如下：

临床资料：胃炎患者 40 例，其中男性 30 例，女性 10 例。年龄 18~25 岁 35 例，26~40 岁 5 例。临床症状以腹痛或上腹不适，胀闷为主，常伴有食欲不振，嗳气，恶心，呕吐，泛酸等症，严重者可伴出血，无明显体征，胃镜检查可确诊。

药物组成与用法：人参（西党参）30g，五灵脂 10g，川黄连 10g，炒吴萸 6g，北柴胡 8g，生白芍 20g。水煎服，每日 1 剂。

疗效标准：治愈：上腹胀满、嗳气、泛酸等症状全部消失，胃镜检查无异常改变。无效：服药后症状无明显好转，胃镜检查无改变。

疗效分析：本组 40 例，治愈 36 例（90%）；无效 4 例（10%）。

典型病例：王某，男，1987 年 7 月 14 日就诊。患者上腹部饱胀，闷气，疼痛两个月，伴食欲不振，嗳气，泛酸，苔黄，质红，脉弦数。经胃镜检查，确诊为浅表性胃炎。给自拟胃炎汤，第 1~3 天每日服 2 剂，第 4 天改用每日 1 剂，连服 15 天，饱胀痛满明显好转。30 天后，症状全部消失，随访一年未见复发。

讨论与体会：浅表性胃炎属于中医学胃脘痛范畴。"久病入络"、"胃痛久而屡发，必有凝瘀聚结"，说明日久脾虚气弱，瘀阻则疼痛缠绵不愈。根据气虚而瘀的特点，治疗选用人参（西党参）配五灵脂，人参补益脾胃之气，五灵脂治血祛瘀镇痛，甘缓不峻，祛瘀止痛作用甚佳，二药通补结合，祛瘀生新，共奏益气散瘀，止痛消气之功。

经过 40 例临床观察，五灵脂没有抑制人参扶正强阳的作用，两者合用也没有毒性反应，故"人参畏五灵脂"之说，没有充分的依据，从古训及结合近世同道们实践，对十八反、十九畏有进一步认识和再实践的必要。

此病在治疗期间，避免情志刺激，保持心情舒畅，戒酒及辛辣刺激食物，注意休息，避免劳累。

（刘成章）

润肠汤治疗典型便秘 134 例疗效观察

便秘又名大便难、大便不通、大便秘结、大便干燥难解。《济生方》将大便秘结分类为风秘、冷秘、气秘、热秘；《卫生宝鉴》分为实秘和虚秘；《兰室秘藏》有阳结、阴结的分类；还有《张氏医通》的痰秘；《儒门事亲》的血结等。古代文献中对有关便秘的病因病理、分类论治，积累了丰富的知识，在治疗途径、方药、法则方面留下了极其宝贵的经验，有效的指导了今天的临床实践。笔者认为，便秘是正不胜邪，气虚、血虚和气血两虚所致。

1. 证候分析

气虚秘多因热邪伤正，使正气不足，气郁不舒，阳弱气虚，传送无力，不能推动血脉正常运行；或因产后失血耗气，气血虚亏；肺失肃降，津不润肠所致。血虚秘多因产后失血过多，营血骤虚，津液亏耗，阴虚灼津，肠道滋润失调，或因气滞血瘀传导失职；或跌仆损伤经络，血行受到障碍，或老年久病，体质虚衰，脾肾阴虚，虚寒凝结，温运无力所致的便秘，大概属于近代医学的习惯性便秘。结肠炎、直肠炎、肠神经官能症等炎变所致的便秘。

2. 方剂的组成及应用

润肠汤是经过甘草与甘遂、大戟合用的自身尝试，有明显的润下效果。方由党参 15g，茯苓 15g，当归 25g，白芍 15g，甘遂 5g，大戟 5g，大黄 10g（炒），甘草 5g，火麻仁 10g（冲），瓜蒌子 15g（冲），生地黄 15g，木香 10g，砂仁 10g 等药组成。此方适用于气虚、血虚、气血两虚和寒热蕴结的便秘症（含原反药：大戟、甘遂与甘草）。

方中党参益气生津。茯苓、砂仁、甘草健脾益气，养胃和中。当归生血营肠。白芍、生地黄柔肝滋其肾阴。木香分气降气。火麻仁、瓜蒌子解痉润肠。甘遂、大戟、大黄破结软坚，使燥屎润下。本方攻补兼施，使阴阳处于平衡，气随血生而正气复，便秘得解。在临床用治大便干燥如珠，几日难解，无腹痛，饮食如常，面色萎黄，皮肤不润，五心烦热，舌质淡红，脉象虚细而数等证均获良效。

3. 临床效果

本方用治便秘 134 例，其中男性 36 例，女性 98 例；年龄 1～20 岁 22 例，21～50 岁 62 例，51 岁以上 50 例。治愈 130 例（97%），好转 4 例（3%），总有效率达 100%。

4. 典型病例

例1. 何某，女，43 岁，农民，射洪县陈古乡人。主诉因 20 年前生产小孩，失血过多。脾运失调，纳差少食，精亏肠燥，无腹痛，每 7～8 日一次大便难下，燥屎如珠，经多方治疗无效。1990 年 9 月 15 日来我院求治。临床表现为面虚肌瘦，言语无力，面色淡漠，大便如珠，几日解大便一次，解时难忍，五心烦热，舌质绛红，少苔，脉细数，实属正气不足的气血虚秘。治以补气活血，润肠通便。方用润肠汤。9 月 17 日又诊，病情好转，两日解大便一次，质软。继服润肠汤加黄芪。9 月 19 日再诊，精神如常，颜色好转，进食正常，日解一次，大便质软色黄，恢复正常工作。随访未见复发。

例2. 邓某，女，24 岁。金家镇供销社职工。1991 年 2 月 7 日，来我院求治。主诉：产后至今 3 年，每 3～5 日大便一次，无腹痛感，生活、工作如常，大便结燥，便意难解，经多方治疗时缓时急，缠绵难愈。临床表现面色淡漠，皮肤不润，口淡无味，舌质淡，苔薄白，脉细涩，属血少精亏之象，诊为血虚秘，用润肠汤治疗，首剂见效。2 月 9 日复诊，为了巩固疗效，继服原方加山楂、神曲健脾益胃，以后随访，每日解大便一次，质软，排量正常。

例3. 王某，女，82 岁，射洪县凤来乡六村人。1991 年 4 月 1 日来我院求治。主诉便秘 15 年余，大便约一周一次，如珠难下，解时头昏脑胀，喜用手按腹，属年老久病所致。1990年秋病情加重，无腹痛感，每解大便必须灌肠，须用手取燥屎，大便时烦躁不安，语言啰唆，纳差，乏力。临床表现面黄肌瘦，语言无力，舌质绛红，脉细数。扶送人员代诉："因长期灌肠，肛门已感染化脓，解大便时更疼痛难忍，痛如刀割。寻其病因，15年前久病体虚，气血虚弱，阴虚火旺，精亏耗竭所致。诊为气血虚秘，治以益气补血，润肠通便。方用润肠汤，调补气血。方中大黄斩关夺门，甘遂、大戟破结软坚，两剂汤液口服，次日大便自解，仍是珠状。4月3日又诊，精神好转，心情舒畅，多进饮食，两日解大便一次。继服润肠汤两剂后明显好转。4月8日再诊，日解大便一次，大便色、质、量正常，肛门感染消失。为了巩固疗效，继服原方4剂，以后随访未见复发。

（王延章）

242 例黄疸三期疗法举验

　　黄疸是以目黄、身黄、小便黄为主要特征的疾病，各年龄组均有，但儿童和青壮年尤多。治疗病程以黄疸先期、黄疸期、黄疸后期的三期分法为宜。

　　黄疸一病，早在《内经》中就有记载，后来诸著论述很多。汉代张仲景在《伤寒论·辨阳明脉证并治篇》中进行了辨证论治分类。隋朝巢元方在《诸病源候论·黄疸诸候》中将黄疸分为了二十八候。宋徽宗时朝廷组织撰写的《圣济总录》有九疸三十六黄之分。明代罗天益《卫生宝鉴》从病机和性质上分为阳黄和阴黄两大类，其病因是寒湿热疫所致。明代张景岳在《景岳全书》中指出黄疸是胆伤气败，胆汁外溢。唐代孙思邈《千金翼方·黄疸篇》认识到黄疸一部分有传染。清代沈金鳌在《杂病源流犀烛·黄疸源流》中指出："又有天行疫疠，以致发黄者。"明代吴又可《瘟疫论》说："疫邪传里……其传为疸，身黄如金。"说明病势险，传染力强的特点。笔者认为，黄疸属寒湿热疫所致，胆为奇恒之腑，先受其邪，波及肝脏，黄疸迅速加深，身黄、目黄、小便黄，其肤色黄，鲜明如橘，属阳黄；肝为娇脏属阴，主藏血，其色青，肝先受寒邪疫毒，阻肝侵胆，胆汁外溢，故色黄青暗如熏，属阴黄。故肝先受邪，功能减退，其病重病危，缠绵难愈，治以柔肝止痛，疏肝泻热；胆先受邪，黄色迅速加深，高热如蒸，胁下作痛胀满，易迫血妄行，治以清胆利湿。所以阴黄、阳黄是肝胆先后受邪之别。故在治疗时，黄疸先期清热制黄，黄疸期利湿除黄，黄疸后期扶正扫黄，但先期制黄尤其重要。

中医学的黄疸，大概与现代医学的黄疸相同。如传染性肝炎、胆囊炎、胆道疾病、肝硬变、钩端螺旋体所出现的黄疸，均可以参照本章论治。

1. 黄疸先期

主症：发热头痛，身黄，全身乏力，寒热往来，口苦厌油，恶心少食，右胁下胀满，胆先受邪则痛，小便微黄，舌苔白腻，边尖红，脉象浮数。

治法：清热利湿，解毒制黄。

处方：制黄汤

柴胡 15g，黄芩 15g，茵陈 50g，胆草 15g，白芍 15g，大黄 10g，海藻 15g，茯苓 15g，泽泻 5g，甘草 5g，金铃子 15g（含原反药：海藻与甘草）。

方解：方中柴胡、茵陈利湿清热，祛湿止痛。黄芩、大黄、海藻、泽泻、胆草利湿，制胆汁外溢。白芍柔肝，缓急止痛。茯苓、甘草健脾和胃。金铃子止痛制黄。

2. 黄疸期

（1）阳黄型

主症：发热心烦，胸脘胀满，胁肋作痛，食欲减退，全身乏力，口渴口木，口苦欲吐，身、目、上便黄染，鲜明如橘，小便短少黄赤，舌苔黄腻，脉弦滑而数。

治法：清胆利湿，解毒泄热。

处方：黄疸汤

茵陈 50g，龙胆草 15g，柴胡 15g，黄芩 20g，栀子 15g，大黄 10g，海藻 15g，甘遂 5g，甘草 5g，黄柏 10g，板蓝根 15g，泽泻 15g，金钱草 20g，麦芽 30g，川楝子 15g。

方解：阳黄是胆先受邪。方中茵陈、海藻、泽泻清胆利湿，通小便。黄芩、黄柏、栀子、胆草和川楝子清热利湿，解毒除黄。柴胡疏肝解疫。大黄、甘遂降其余热，润肠通大便。板蓝根、金钱草清胆解毒，以利其湿。甘草、麦芽和中，健其脾胃。（含原反药：海藻、甘遂与甘草）。

（2）阴黄型

主症：肝先受邪，色青属肝。故色黄青暗，晦如烟熏，精神倦怠，口苦少食纳呆，脘腹胀满，形体消瘦，四肢乏力，舌苔白腻，脉沉细而弱。

治法：舒肝健脾，温利寒湿。

处方：茵陈川乌半夏汤

茵陈 50g，川乌 10g，半夏 15g，干姜 10g，陈皮 15g，柴胡 15g，白芍 15g，茯苓 15g，桂枝 10g，苍术 15g，薏苡仁 30g，甘草 5g（含原反药：半夏与川乌）。

方解：方中茵陈、川乌、干姜、桂枝温化寒温，利疸退黄，助肝藏血之功，和营止痛。柴胡引经，疏肝解疫。白芍柔肝止痛。薏苡仁、茯苓健脾利湿。陈皮、法夏、苍术理气和胃，燥湿健脾。甘草和中，保肝利湿。

3. 黄疸后期

主症：身黄、目黄，肌肉消散，小便时清时黄。肝区时有胀满不适，精神欠佳，舌苔薄白，脉细而缓。

治法：扶正祛邪，清胆扫黄。

处方：扶正扫黄汤

党参 15g，茯苓 15g，白术 10g，甘草 5g，海藻 15g，大戟 5g，茵陈 40g，薏苡仁 40g，焦三仙各 20g，白芍 15g，厚朴 15g，木香 10g，金钱草 20g（含原反药：海藻、大戟与甘草）。

方解：方中党参、茯苓、白术、甘草健脾益气，扶正扫黄。茵陈、海藻、大戟、金钱草破结软坚，清胆利湿，通其大小便。薏苡仁、焦三仙开胃健脾。白芍柔肝养阴。木香、厚朴理气宽中。本方在黄疸后期使用效果尤佳。

4. 疗效观察

用自拟的制黄汤、黄疸汤、茵陈川乌半夏汤和扶正扫黄汤对242例黄疸病人进行三期疗法，根据病情变化，决定治疗时间。大部分为黄疸先期1～2周，黄疸期2～4周，黄疸后期1～2周。通过肝功化验检查和治后复查，恢复正常的全程：5～7周岁恢复正常值的152例，占62.9%；7～9周岁恢复正常值的82例，占22.8%；9～12周岁恢复正常值的8例，占3.3%；总有效率达100%。以上方药临证时，随症加减用药。

5. 典型病例

例1. 杨某，女，36岁，金家5村人，农民。1991年9月7日就诊。主诉：发热，头痛，胸闷，口苦厌油，全身乏力，胃逆，小便微黄。全身皮肤巩膜未见黄染，舌苔白腻，边尖红，脉弦滑，昔有慢性支气管炎病史。次日检查肝功，黄疸指数6个单位，脑磷脂、胆固醇、絮状试验为阴性，麝香草酚浊度试验阴性，麝香浊度试验阴性，三黄特征未见，结合临床症状，初诊为黄疸先期，以急则治其标的原则，治以清热利湿，解毒制黄，服制黄汤1周后进入黄疸期，三黄鲜明，色黄如橘，诊为阳黄，治以清胆利湿，解毒泻热。用黄疸汤治疗3周后，黄色基本消散。后用扶正扫黄汤治疗2周，进行肝功检查，均达正常值。再服本方1周，自觉一切如常。

例2. 陈某，女，13岁，学生。1991年4月12日就诊。主诉：学习无精神，全身酸软，时冷时热，口苦，厌油腻面食，胸胀满闷不适，形体趋于消瘦，肌肤巩膜未见黄染，小便微黄不清，舌苔白腻，边尖红，脉弦滑。检查肝功，阳性反应不太明显。初诊为黄疸先期，口服制黄汤1周后进入黄疸期，三黄明显，诊为阳黄，检查肝功均为阳性，服黄疸汤3周后，临床症状基本消散，单项转氨酶354单位，黄疸指数4单位，降至正常。继服扶正扫黄汤 2 周后，恢复正常，到校学习。

（王延章）

清暑汤的临床应用

烈日暴晒，湿气上蒸所致的一种常见热感病，称为伤暑。多发于芒种至立秋这段时间，各年龄组人均可发病。

清暑汤是经 20 余年的临床观察和不断修改、完善，从实践经验中总结出来的一个治疗伤暑、暑湿的方剂。方剂由藿香 10g，茯苓 15g，海藻 15g，泽泻 15g，半夏 15g，佩兰 10g，薏苡仁 40g，甘草 5g，滑石 30g 等药组成。临床表现是以伤暑后暑湿内困所致的发热恶寒，全身困重，酸楚疼痛，倦怠乏力，有汗或无汗，口渴烦躁，或表情淡漠，大便泄泻，小便黄少，舌苔黄腻，脉滑数。

方中藿香、佩兰芳香化湿，清暑益气。薏苡仁、茯苓健脾益气，清暑利湿，涩肠止泻。半夏和胃降逆。甘草和中，助滑石通利小便。此方经多年数千余人次的临床验证，均取得满意的疗效。

总之，清暑汤是治疗伤暑、暑湿时行热感的代表方剂。此方在临床上有清暑益气，芳香化湿，涩肠止泻，行气宽中之功效。尤其在长夏时节，以此方为基础，灵活运用，妙用无穷（含原反药：海藻与甘草）。

（王延章）

自拟暑湿汤的临床应用

暑湿汤主要用治夏至以后感受暑湿热邪所引起的湿热病变，反复发作，缠绵难愈。亦称为暑湿病。经长期临床应用，现将疗效观察报告于下：

一般资料：本组 424 例中，男 315 例，女 109 例；20 岁以内 152 例，21 至 40 岁 200 例，40 岁以上 72 例。该组中大多数患者是露天操作者和高温作业者，少数因炎天暑热急于洗冷水澡，热后凉坐或睡卧不慎引起。

方剂组成：本方由藿香、厚朴、茯苓、泽泻、法半夏、海藻各15g，薄荷、银花、菊花、白蔻各10g，苡仁、滑石各30g，甘草5g组成。头痛加白芷；口渴项强加木瓜、麦冬、粉葛；呕吐涎沫加大黄、甘遂、大戟；烦躁加淡竹叶、丹皮。根据病情变化随症加减，用文火煎服，日服三次，两日一剂。

疗效标准：治愈：症状消失，完全恢复健康；明显好转：症状基本消失；好转：症状减轻，不反复发作。

治疗结果：424例治愈398例，占93.8%；明显好转18例，占3.8%；好转12例，占12.4%。总有效率100%。

典型病例：林某，男，6岁，陈古镇人，幼儿班学生，夏季每天走读，日晒湿蒸，于1995年7月的一天午后突然患病，神昏不语，强直、呕吐，眼睛直视，牙关紧闭，身无外伤，未被犬咬。急送某县医院治疗一月余，尚无好转，1996年10月21日来我所求治。临床表现神昏不语、嗜睡、呕吐泡沫、面色㿠白，乏力呼吸浅细，体温呈波状热，脉细无力，舌质淡红苔少，诊为暑湿。其病因是热入营分，导致痰迷心窍，脉络受阻。用暑湿汤加大戟、甘遂各5g，炒大黄10g，5剂见效，呕吐已止，睁眼说话，欲食，四肢开始活动，20天后能站立动步，一月后慢慢行走，继服此方半月余，完全恢复正常，健康入学，至今未复发。

体会：夏至节后气温逐渐升高，儿童脏腑娇嫩，形气未充，暑湿热邪易于伤卫，湿热蒸腾，七窍受阻，神经中枢失灵。治以芳香化湿，扶正祛邪，利湿扶正，正复邪自消。本方中藿香、茯苓、海藻、苡仁、甘草祛邪存正；半夏、泽泻、厚朴、滑石燥湿利湿，祛痰开窍；银花、菊花、薄荷清暑益气，这样升清降浊，湿去痰消，便通欲食则病解。

方中的海藻、大戟、甘遂反甘草，经临床考证无毒性反应，配方恰当，用药合理，却能收到良好的效果。

（王延章）

反药海藻配甘草运用体会

1978 年，一杨姓男孩因左耳下淋巴结肿大（3.5cm×3.5cm），长期用青霉素、链霉素、红霉素疗效不佳，而改请中医治疗。笔者亦予处方未效，于四诊后取一方，药后大效，细研之乃一误配方，将反药海藻与甘草同配一方。此事引起了笔者的重视，其后有些病证在必要时有意将二药配用，并自拟了二方，疗效满意，今整理如下：

溶瘤汤

方剂组成：山慈菇、白芥子、牡丹皮、莪术各9g，夏枯草、玄参、海藻各12g，生牡蛎、昆布各15g，浙贝母10g，甘草6g。

功用：软坚散结，解毒消肿，化痰行血。

主治：乳腺肿瘤，甲状腺肿瘤，皮下脂肪瘤和子宫瘤。

疗效分析：笔者用此方随证加减治疗乳腺肿瘤和乳腺增生患者21例，治愈率42.0%，总有效率80.75%；甲状腺增生患者28例，治愈率43.2%，总有效率82.8%；子宫肌瘤7例，治愈率48%，总有效率83%。四种病的总有效率远在80%以上。

验案举例：周某，女，26岁，教师，孕1产1。1980年6月，患者左乳上出现肿瘤就诊。大约3.5cm×4cm，阵发性刺痛、压痛，周围组织粘连，皮色不红，舌红苔腻微黄，脉弦数。经某县医院外科检查诊断为左乳腺腺癌。方处溶瘤汤，日服1剂，水煎2次，15剂痊愈。随访10年，未复发。

毒副反应：患者服药期间的毒副反应有两种：①头痛头晕：71例中有6例，排除感冒、高血压、贫血等病理因素4例。排除的方法是：方中去掉二药的任何一种，头痛头晕症状仍存在。对症处理后，二药同用而不出现头痛头晕。可见剩余的2例属二药同用的毒副反应。②胃痛，恶心呕吐。共出现8例，排除（方法同上）肝胃肠因素亦只剩2例。两种反应共4例，占总人数的5.7%。

（李辉　吕琼）

自拟牛龙甘藻汤治验举例

方剂组成：赭石25g，生牡蛎、夏枯草、牛膝、海藻、石决明、白茅根、生龙骨各15g，槐米12g，牡丹皮9g，炙甘草4.5g。脾胃虚寒或对铁剂有反应者，去赭石，加吴茱萸。

功用：消炎软坚，利血通脉。

主治：高血压、动脉硬化。

疗效分析：用本方治疗原发性高血压和动脉硬化患者48例，治愈率24.6%，总有效率81.3%。

验案举例：王某，男，42岁，农民。患高血压病3年，最近血压高达200/120mmHg（26.5/16kPa），用西药降至180/110mmHg（24/15kPa），而上下徘徊持续达3周不降，分析因血管紧张所致，改用牛龙甘藻汤，水煎服，日服1剂，连服3日，自血压降至20/13.5kPa，5剂后降至130/86mmHg（17.5/12kPa）。继服10剂，血压平稳。随访3月，血压稳定正常。

毒副反应：有两种：①胃痛、恶心、呕吐，共5例，排除胃肠道因素外，属毒副反应2例（排除方法同上）。②头晕、肢麻、手颤，共4例，有2例在服药过程中自行克服，1例自己停药，1例始终症状存在。可见本方二药同用有毒副反应者，占总人数的6.3%。

讨论：《神农本草经》说："勿用相反者。"所谓相反，就是两药相恶，相互作用而产生毒性或剧烈作用。经笔者临床应用119例，两方中二药配用有毒副反应者占6%，但反应均属一般，而未见剧烈者，这可能是用量过少的缘故。但二药配用疗效满意，可能与甘草和海藻两药的化学成分都含有甘露醇、烟酸及抗凝血物质有关，两药合用相互作用而促进了体内新陈代谢和物质交换，抗炎作用和抗肿瘤作用，又促进了利尿和抗凝血作用。二药单用皆无毒，而合用产生毒副反应的原因，可能与增强了甘草酸中琥珀酸的活性有关，琥珀酸盐的活性增高，其毒性亦增加，因而引起毒副反应，或是免疫功能低下，证随药出。

（吕琼　李辉）

中医药禁区论治验案

从神农尝百草至今，人们仍把十八反、十九畏、妊娠禁忌列为临床医生处方禁区，不敢超越。笔者认为，这种现象严重阻碍着中医事业的健康发展，致使某些疑难病症难以在短时间内达到诊治目的。本人临床上，辨证论治，法活、方活，方以法变，药随症转，常突破千年医界禁区，在中医临床中治疗疑难病常获奇效。现论述于后。

1. 顽固性头痛治验

病人李某，女，45 岁。1992 年 10 月就诊。主诉：10 余年来，头痛、头重，经常发作，遇寒加重。服解热止痛散 3 包，才能止痛。患者前额痛及后项连及背部疼痛较剧，并吐清水痰涎，下肢水肿，舌苔白滑腻，脉象沉迟。证属寒湿内盛，清气不升。治以温散痰湿，以化沉寒，以通气滞，使清气得升，清空得养，方用桂枝芍药知母汤加减。

桂枝 10g，白芍 10g，知母 10g，防风 12g，白术 20g，生姜 10g，川乌 10g（先煎 1 小时），麻黄 10g，半夏 30g，旋覆花 15g（包煎）。服 2 剂，痛减，去麻黄、生姜，再服 6 剂，诸症悉除。一年后随访未复发。

分析：患者头痛 10 余年之久，阳不布津，湿痰内生，清空失养，营卫虚，遇寒加重。故桂、附、乌、术、姜化沉寒以温中，半夏、旋覆花咸温并下，配合前药温中以除顽痰湿邪，白芍、知母既清热，又制桂、乌、附之燥，且缓急止痛消肿，配麻、防既解表，又不可过汗。几法合力，寒湿痰已化，清气得升，而 10 余年之疾豁然而去。方中重用半夏，功专力雄，以捣痰湿，配附片、川乌虽系险手之法（十八反之一），但药随证转，切中病机而获奇效。

2. 妊娠浮肿验案

病人孙某，女，28 岁，已妊娠 5 月余。1992 年 3 月就诊。

面色苍黄，全身浮肿，两下肢疼痛难忍，遇冷尤甚，按之凹而不起，行路难，恶心不思食，腹胀气喘而咳。小便短少，舌苔淡白而腻，脉象沉迟无力。证系脾肾阳虚，中焦健运失常，不能制水，肺失肃降，阳不化气。治以降气平喘安胎。附子10g（先煎1小时），茯苓20g，白术20g，白芍10g，生姜5g，瓜蒌子10g，杏仁15g，苏梗10g，怀山药30g。服2剂，浮肿稍减，唯全身疼痛难忍，四肢末端冷。复思考治水之法，处以温阳化气，益气和血，宣利肺气诸法于一炉，遵"痛者不通"，急守原方加自制益气和血散冲服。人参、五灵脂、延胡索、黄芪等分为末，一次服3g，每天3次，服2剂，诸症顿减，脉象如前。后加川乌10g（先煎1小时），增加附子15g（先煎1小时），连服5剂，诸症消除，脉象和缓。4个月后，生下一男婴，母子健康。

分析：患者浮肿涉及肺脾肾三脏，其本在肾，其标在肺，其制在脾；而肾阳虚不能行水，脾阳虚不能制水，肺虚失去制节之权，不能通调水道，此乃浮肿之根本。故选真武汤壮脾肾之阳，以化气行水。方中茯苓、白术、甘草并用，渗湿运脾，大剂山药入肺，味甘入脾，肺为肾之母，又益肾强阴，缓其方中之燥（虚则补其母之意），一药而多功，再以白芍缓急，四药合之滋阴祛湿，健脾利水，又缓制其燥烈。生姜、杏仁、瓜蒌子、苏梗有提壶揭盖之功，降气宁嘈，且可安胎；附子振复肾中阳气，服之即中病。先思气行水行，气行则血行，故以益气和血散改闭为通，而痛止肿消。后思阳气难以存内，故以川乌、附子相互参于诸药中，四肢得温，可见脾阳根于肾阳。本例几法合力，用药似复杂，且违背医疗禁区（十八反），但临床效果奇特，这正是中医治疗之特色，有是证便用是药，恰到好处，跟踪追击。

3. 虚寒性胃痛治验

病人王某，女，45岁，1991年10月初诊。患者胃脘痛10年之久，遇寒加重，饮食不振，经中西医治疗后，时止时发，不能根除。望其面色青白，口唇瘀紫色，消瘦，苔淡白，脉象沉迟。辨证阳虚气滞。治以温阳理气，补气和血。处方：人参20g，五灵脂15g，丁香6g，郁金15g，附片10g，白术15g，延胡索10g。煎服1剂，疼痛大减，药已中病，原方加蜜炙甘草10g。服4剂，疼痛止，饮食增加。守上方加黄芪20g，为散剂，续服半月，病人痊愈。随访两年未见复发。

分析：此例胃脘痛，脉证相参，纯属阳虚气滞，气虚生瘀。故以人参、附片、黄芪、甘草、五灵脂、延胡索补气和血，使气旺血生，气行血行；丁香、郁金、白术疏肝健脾。可见益气和血疏肝健脾同治，在虚寒性胃脘痛方面，确有独特效果。只要药证相合，何顾其相畏相反？

（唐　刚）

二乌半夏散治疗坐骨神经痛、骨质增生症

川乌与半夏虽传为相反之药，但在前辈人的发掘下，如海藻玉壶汤、大活络丹、甘遂半夏汤、十香还魂丹、感应丸、散肿溃坚汤等，均有相反相畏之药配伍，也没有不良反应的报道。所以，笔者自创二乌半夏散，经数例患者的实践证明，本方的确有效，没有发现副作用。

本方对原发性坐骨神经痛有特别疗效，对继发性根性或干性坐骨神经痛也有效果，对骨质增生症有消炎镇痛、骨刺消散的作用。

1. 方剂组成

方Ⅰ：川乌、草乌、半夏、红花、桃仁、荆芥、乳香、没药、干姜、延胡索各40g，川牛膝、当归各50g，桂枝30g（含原反药：川乌、草乌与半夏）。

用法：将川乌、草乌、半夏生用，荆芥炒用，其余生用。各药打粉和匀备用。①用石蜡熬化，加入药粉拌匀，趁热敷患处或穴位。再用棉被保温半小时。②用白酒加热，调药粉敷部位同上。③用白酒调敷，加TDD照半小时。每日1次，7～10天为一疗程。未愈者，休息2日后，再作第2疗程。

方Ⅱ：内服：川乌、草乌、半夏制用，余药用法同上方。将上药打粉，用白开水 30～50ml 兑服，每次服 6～10g，每日 3 次，7～10 天为一疗程。未愈者，休息 3 天，服第 2 疗程。用药期间，忌生冷食品，忌用冷水洗手足。

方义：川乌、草乌辛温，散寒止痛，祛风湿；半夏辛温，燥湿化痰；干姜辛热，回阳散寒，化痰饮；乳香、没药活血止痛，消肿生肌；延胡索苦辛温，活血行气止痛；桃仁、红花活血祛瘀，通经止痛；牛膝活血祛瘀，补肝肾，强筋骨，利尿通淋，引血下行；桂枝发汗解表，温经通阳，祛寒邪。诸药相配伍，祛风散寒，燥湿化痰，温中回阳，活血祛瘀，行气止痛。

2. 典型病例

例1. 王某，男，40 岁，农民，四川绵阳市梓棉乡人。1992 年 4 月 5 日初诊。主诉：两月前因在水里作业 3 天后，即出现左侧臀部至足外踝部疼痛，随天气而变化（阴雨天加剧），夜间加重，曾在多处治疗无效，针灸、理疗也无效。检查：体温 37℃，脉搏 90 次/分，呼吸 18 次/分，血压 14/8kPa，血沉 60mm/小时，心肺（－），肝脾未触及，X 线未见异常。直腿抬高试验阳性，踝反射减弱。舌苔白，质红，边紫，脉沉弦带涩。诊断为原发性坐骨神经痛，证属风湿袭络，兼气滞血瘀。治以祛风散寒，活血祛瘀，通经活络。方用二乌半夏散，先用Ⅰ号方外用，将上药原剂量打粉，分成 3 份，先用 1 份，用白酒 200ml 调匀，加热敷肾俞、环跳、风市、阳陵泉、昆仑穴，用被保温 30 分钟。每日 1 次，连用 7 天；同时内服Ⅱ号方，将上药打粉，每服 10g，日服 3 次，白酒 30～50ml 兑服。注意：川乌、草乌、半夏必须制用。上法服敷 7 天后，自感疼痛大减，休息 3 天，继续服敷上药 7 天，痊愈。随访未见复发。

例2. 陈某，男，42 岁，农民，四川三台中太镇人。1993 年 6 月 11 日初诊。自诉一年前突感腹痛连绵，10 多天后臀部小腿疼痛，起坐不安，饮食纳差。曾在多处治疗无效。经摄片证实第四腰椎骨质增生压迫坐骨神经。检查：体温 37℃，脉搏 80 次/分，呼吸 17 次/分，血压 14/8kPa，心肺（－），腹软（－），肝脾未触及。四腰椎处有 2cm×2cm×1cm 锥形包块，质硬推之不动，压痛明显。患侧直腿抬高试验阳性，小腿外侧足部皮肤感觉消失。踝部反射消失。患者咳嗽时疼痛剧烈。舌苔白腻，舌质微紫，脉沉带涩。诊为继发性坐骨神经痛，证属气滞血瘀，寒湿凝聚骨节。治以活血祛瘀，逐寒燥湿。方用二乌半夏散。方Ⅰ药打粉，分 3 等份，白酒 20ml 调匀，热敷腰 3～5 椎、环跳、风市、足三里、阳陵泉、承山、昆仑穴，每日 1 次，10 次为一疗程；同时用方Ⅱ内服，方药打粉，每次 10g，每日 3 次，白酒 50ml 兑服，10 天一疗程，上方连用 3 个疗程，痊愈未见复发。

3. 体会：以上典型病例，例 1 属于原发性坐骨神经痛，即坐骨神经炎，属寒湿侵袭而引起。例 2 属于继发性坐骨神经痛，即根性或干性坐骨神经痛。主要是邻近结构病变所引起的疼痛。两则病例、病名相同，病因有别，症状相似，辨证各异，治法相同，攻效一致。病案是因寒湿凝聚，气滞血瘀。例 2 还有寒痰凝聚脊柱与寒湿相结合形成包块，阻滞经络引起疼痛。而二乌散的药物，均有活血祛瘀，散寒除湿，温经活络止痛的功效。

（刘朝雄）

半夏在反药中的运用心得

半夏为常用中药，在中医经典著作中有很多妙方均以其为君药，如《金匮要略》治痰饮呕吐，心下痞满不渴的小半夏汤。《和剂局方》的二陈汤等，为后世医家树立了楷模。由于中药禁区之十八反、妊娠禁忌药歌的出现，致半夏一度难展雄威，但笔者临床随证加减与反药并施，治疗疑难病常获奇效。现述于后：

1. 痹证验案

陈某，女，45 岁。主诉 1989 年冒雨涉水而发病，周身关节疼痛，尤以双下肢疼痛较剧，医院诊断为风湿关节炎，中西医治疗不见好转，于1992年就诊。脸色苍白，全身浮肿，四肢关节疼痛，舌质暗淡，苔白厚腻，脉象沉迟而滑。辨证为寒湿痰瘀夹杂，气机郁滞。治以温化寒痰，和血通脉。处方：半夏汤。制半夏60g，茯苓30g，川乌15g，甘草15g，桂枝15g，木通20g，薏苡仁30g，生姜6片。服1剂，疼痛减轻，二诊嘱服3剂，疼痛止，浮肿消。三诊以四物汤加黄芪、桂枝以善其后。1994年随访未复发，身体健康。

分析：脉证相参，证属寒凝湿瘀，诸气搏击阻碍气机，故不通则痛，邪碍气行，久病心阳衰，不能化气行水，非单纯活血化痰祛湿除寒之法，必熔化几法于一炉。方中半夏、茯苓、川乌、草乌捣痰巢追风祛湿，除沉寒而镇痛；当归、桂枝、川芎活血通脉，温阳化气；木通、薏苡仁、生姜、甘草和中化湿利水，又缓半夏、二乌之烈性。服1剂则中病，服3剂则消减。思方中俱是烈性药，恐伤气血，后以四物加芪、桂以峻补收效，可见攻则邪退，邪已祛，正可安。

2. 顽固性妊娠恶阻

李某，女，22岁，妊娠6个月。因患慢性胃炎未根治，近几个月来呕吐频繁，面浮肿，头昏眩，曾住院治疗。1992年6月求诊。面色苍白，触击胃脘辘辘有声，胀痛，呕吐较剧，苔厚腻，脉象坚凝而滑。证属寒痰湿邪郁滞。思其有胃病，今妊娠呕吐大作，实乃原胃病加剧，诸气搏结于中焦，升降失调，必温中化湿，利气祛痰导滞。处方：制半夏30g，生姜10片，陈皮15g，茯苓20g，吴茱萸10g，大黄10g，服2剂，诸证已缓。后增苏梗20g，利气安胎，服2剂解下黑秽较多。三诊诸症平息后，处方薏苡仁50g，茯苓20g，大枣10g，煮粥调养。20天后，身体恢复正常。后经钡餐透视，胃及十二指肠无异常现象，妊娠期满，娩出一男孩。

分析：方中重用半夏辛温化痰；陈皮健脾行气化痰；茯苓渗泄痰湿，运脾导水；生姜散饮去结；吴茱萸温中利气；大黄攻坚去壅，逐病邪从大便而出。此即小半夏加茯苓汤增大黄、吴茱萸、苏梗，以利气安胎化痰，温胃止呕，导滞下行，而升降有序，诸症消失。后以药粥大健脾胃之气而收效，可见药到病除，功在辨证施治。

3. 中风

李某，男，40 岁。1992 年突发中风而求诊治。望其面色醋黄，口吐痰涎，脉象弦滑沉迟，看不清舌苔。不省人事，四肢厥冷。辨为经络痹阻，肝风内动。治以温阳化痰除湿，息风通络镇痛。处方：姜半夏 70g，白矾 5g，防风 15g，甘草 20g，制草乌 10g（先煎 1 小时），石菖蒲 15g，蜈蚣 6 条，全蝎 10g，桂枝 10g，附片 15g（先煎 1 小时）。服 2 剂，能言语，四肢觉温。后上方加当归 30g，连服 10 余剂，能行走（含原反药：半夏与川乌）。

分析：此案中风乃数气相并，郁久阻络，治疗重在化痰。方中用半夏与白矾、石菖蒲辛酸并用，可开窍而化痰，且缓解半夏之毒性；草乌、蜈蚣、全蝎、桂枝、附片温阳祛寒，开络镇痛而息风，盖二味虫药走窜隙膜，载诸药上下左右各随其经而显效；甘草、防风解表和里，以防外邪再侵；当归调气和血，正谓"治风先治血。血行风自灭"。风寒湿痰已祛，经气调畅，微循环改善，故中风而愈，可见临床效果不在于反药，而在于辨证巧施。

4. 自创七生三虫丸治疗癫痫

笔者在基层临床中接触癫痫病人颇多，亲见患者之痛苦，寻良医之用心，从此不断探索此病的内在机理，通过反复临床实践，自创了七生三虫丸为主方治疗癫痫病获得显著效果。处方：生半夏 100g，生川乌 50g，生南星 50g，生白矾 40g，生绿豆 80g，生白芍 80g，生甘草 20g，蜈蚣 10 条，僵蚕 50g，全蝎 50g。研细粉末，炼蜜为丸，装瓶备用。每次服 3g，早晚饭后服（含原反药：生半夏与生川乌）。

1991 年 2 月，患者陈某，男，20 岁。家人诉其情场失意，突发此病，后1月内频发10多次，初发作时无呕吐物，醒后回忆发作前头痛，全身无力，四肢抽动，不省人事，持续时间有时数秒钟或更长。望其色晦暗而黄，精神不振，面容憔悴，问其详情，言语不清，脉象弦滑而数。辨为肝郁痰阻，清空失养，劝其心胸宽达，以言语开导法，并嘱服七生三虫丸，早晚饭后半小时服，每次3g。经治疗1个月后，发作次数明显减少，病人信心倍增，如此服3个月，病人完全康复。经医院检查，脑电图所示恢复正常。服药期间，无毒副反应。笔者临床运用此药收效颇佳，一直认为中医之痫症以痰蓄为主，治疗主张化痰。方中生半夏、生川乌、生南星、生白矾药性峻猛，皆一派辛温热性药物，能开破痰结，直捣痰巢，涤除病根。虽毒药相伍，但经验告诉我们，生白矾、生甘草、生绿豆、生白芍，可解毒缓和药性之燥；蜈蚣、全蝎、僵蚕载诸药循经除痰，且息风镇痉，收刮经络邪气。综观本药丸能开破痰结，搜风解痉定痛。

体会：半夏是中医临床中的常用药物，用不同的制法，功效亦不同。如白矾水浸半夏，不但能助半夏开结散痰，且可解其毒，称为矾制半夏。清半夏长于化痰，法半夏偏于燥湿，姜半夏降逆止呕，半夏曲化痰消食，竹沥半夏清热化痰，降逆止呕见长，生半夏有毒，以化痰止咳，消肿散结为优，多用于外科。但半夏用量的多少，直接影响着效果。笔者常超越常规，多则60～80g，少则6～10g。综观《内经》十三方中有半夏秫米汤治不寐。《灵枢》谓其效："覆杯则卧矣。"《吴鞠通医案》治不寝，用半夏少则1～2两，重则4两。制半夏用量不同，则功效亦不同。如6～10g则有和胃之功，10～20g则有降逆止呕，化痰畅中之效；若40～60g能安神疗不寐；60～80g具有显著的镇痛、镇静和除湿之效。前代医家有妊娠忌用半夏之说，但临床经验证实：每用生姜、生半夏各5～10g，水煎服，治疗妊娠呕吐及各类型呕吐，常获良效。现代实验研究虽然证明半夏能终止小白鼠早期妊娠，给药方法是皮下注射半夏蛋白每千克 30mg，全数流产，但口服半夏液膏对家兔在位子宫瘘管，均无明显作用。关于孕妇是否禁用半夏一药，以及半夏与川、草乌并用，虽未取得一致意见。笔者认为，究其原因，动物实验不可完全作为依据，一是动物实验用药量较大，往往超出临床用量的上百倍及至上千倍，存在剂量——反应关系；二是没有其他药物缓解其毒；三是种属差异，低等动物和人体的抵抗力不能完全等同；四是实验方法还需进一步深化，除常规毒理试验药物方法外，还应运用现代毒理学研究方法，有针对性地开展特殊毒理和生殖毒理的研究。

（唐　刚）

浅谈人参配五灵脂

一个偶然的不孕病例，用失笑散（五灵脂为主药）加红参，已知二药乃属十九畏之禁忌，然而非但未见不良反应，且病愈身孕产子。另有一例产后恶露不绝，腹痛难忍，证属失笑散，而用之则不佳。后以失笑散加红参，则病即愈。因此，笔者认为，人参并非不宜与五灵脂同用。

例 1. 江某，女，25 岁，农民。1984 年 9 月 20 日初诊。自诉结婚 4 年不孕，经多方治疗无效。男方欲与其离婚，但夫妻平素感情尚可，经人介绍，前来我处就医。月经周期 45 天左右，行经时少腹疼痛难忍。经色暗淡，兼有瘀块如猪肺样，每当瘀块排出，少腹疼痛即减轻，食少乏力，二便如常，面色黧黑，舌下有瘀斑，舌淡苔白，脉沉涩而细。

妇科检查：子宫发育良好，位置正常，仅见阴道和宫颈处有血瘀现象。发现猪肺样瘀块（即子宫内膜炎），作病理切片证实：子宫内膜腺瘤增生症。丈夫精液检查正常。

中医诊断：不孕证。属胞络瘀血阻滞，气机闭塞，气虚不能摄精成孕。拟逐瘀活血，补气健脾。方用失笑散加减：生蒲黄、生五灵脂、红参各 25g，三七 12g，肉桂 10g。共研为末，每次 3g，每日 3 次。于月经后 25 天开始服，温开水送服，忌油腻、生冷。

1984 年 11 月 10 日二诊，自诉月经 33 天，少腹疼痛减轻，经色淡红，经量增多，瘀块减少，食欲渐佳。舌质淡红，脉沉而细。上述情况说明诸症减轻，方药奏效，按原方继服。后于 1985 年冬，夫妇二人抱一男孩前来门诊感谢。

此例证属胞血瘀阻，气虚不能摄精成孕。方中生五灵脂通利血脉；生蒲黄活血止痛；红参补益正气；肉桂通经活络，诸药相配能逐瘀活血，补气健脾，通经活络，从而达到了治疗的目的。

例 2. 李某，女，教员。1985 年 1 月 5 日初诊。自诉生产 20 余天，少腹疼痛，经妇科医生诊治，曾服用许多抗生素、止血药治疗而无效。渐觉少腹、胸胁痛拒按，阴道时有瘀块及臭液排出，食少体倦，神疲懒言。舌边有瘀点，脉沉涩而细。诊为恶露不绝（气虚血瘀型），治宜活血化瘀。方用失笑散加味：五灵脂、蒲黄各 20g，川芎、山楂各 12g。共研细末，每日 3 次，每次 4g，开水调砂糖送服。

1985 年 1 月 11 日二诊。自诉少腹胀痛稍减，但阴道内仍有淡红色臭液排出，少腹空坠，食少体倦，神疲乏力。舌边有瘀点，舌淡苔白，脉沉涩而细。本是瘀血兼气虚共存。治以扶正祛邪，攻补兼施。五灵脂、蒲黄、红参各 20g，山楂 10g。共研为末，每次 5g，每日 3 次，用温开水送服。1 周后，家属告知病愈。

该例产后恶露不绝，胸腹胁肋胀痛，拒按，食少体倦，神疲懒言，舌淡苔白，舌边有瘀点，脉沉涩而细。证属气虚血瘀。始用活血行瘀，虽见效而不佳，后增用红参 20g，犹鱼得水，诸症自然告愈。

体会：尽管历代医书均记载人参不宜与五灵脂同用，然而本文所举病人 2 例，足可以说明一个问题：人参并非不宜与五灵脂同用。《素问·至真要大论》说："谨守病机，各随其属，有者求之，无者求之，盛者责之，虚者责之。必先五脏，疏其调达，而致和平。"本文例 1 属子宫内膜增生过度，造成受精的卵细胞在子宫内不能牢固着床，营养不良，月经来潮时大量内膜脱落，因此，无法成孕养胎。按中医学的观点，属瘀血兼气虚，瘀阻子宫不能摄精成孕。瘀阻经络，血行不畅，不通则痛，故以失笑散加红参，活血化瘀，扶正祛邪，使血脉调顺，气血平衡，自然成孕生子。例2属产后瘀血阻滞胞中，胞脉受阻，不通则痛。舌边有瘀点，脉涩为瘀血内停；食少倦怠，神疲乏力，舌淡苔白，脉沉涩而细，乃为气虚之象，故用失笑散加红参，则立竿见影，疾病迅速痊愈。此两例一为不孕一为产后腹痛，病名不同而瘀血内阻之病因相同，故用一方加减均收到了良好的效果。同时，说明了人参配五灵脂，实可以补气行瘀，扶正祛邪，并非不宜同用。

（郑国章）

清暑汤的临床发挥

　　伤暑，是以烈日曝晒，地下湿邪上蒸所致的一种疾病。从芒种至立秋为发病季节。

　　一般资料：临床观察248例，其中男性168例，女性80例；20岁以下的15例，21～40岁的142例，41～60岁的58例，60岁以上的33例，多属农民。

　　主症：发热恶寒，胸闷胁痛，头身疼痛，全身困重酸楚，倦怠无力，表情淡漠，口渴不饮，小便黄少，舌苔白腻，脉滑数而濡。

　　处方：藿香10g，佩兰10g，泽泻5g，海藻15g，茯苓15g，法夏15g，厚朴15g，甘草5g，滑石30g。

　　方解与用法：方中海藻、泽泻清热利湿。藿香、佩兰芳香化湿，清暑益气。薏苡仁、茯苓健脾利湿。法夏和胃降逆。厚朴温中，开郁行气。甘草和中。助滑石利湿，通其小便。水煎服，2日1剂。

　　疗效：3～5剂可愈。总有效率达99%。愈后，一切如常，能参与自己应做的工作。

　　讨论：伤暑是以湿热并见，却没有卒中，突然神错咳血意乱的证候。此病因夏秋气温较高，阴晴突变，烈日曝晒，行荡无度，感受暑邪之热，地气之湿，劳累后湿地就坐，乘凉不慎等所致的一种时感病。治以芳香化湿，清热解暑。在治疗此病时，当暑邪进入气分时，注意邪伏入里，导致气分或营分证候，虽不属中暑，却是暑温的前驱证候，所以在治疗时务必掌握时令。

（王　琼）

辨证新治肺痨 102 例临床疗效观察

肺痨，是肺脏的一种慢性传染病，多因体质虚弱，疫热伤肺所致。本病等属现代医学的肺结核。笔者根据自身试验和临床应用，在辨证的基础上，发现部分反药有杀虫治痨，止咳平喘之功效，并自拟肺结核Ⅰ、Ⅱ、Ⅲ号方辨证治疗肺痨 102 例，疗效显著。

一般资料：本组 102 例中，男性 48 例，女性 54 例；年龄最小 12 岁，最大 68 岁；陈旧性结核复发 13 例，患结核 5 年以内 43 例，5 年以上 5 例，初期感染 41 例。

辨证分析新治：

（1）肺阴虚型：症见干咳少痰，咳声短促或痰中带血，口燥咽干，午后潮热，两颧潮红，胸闷作痛，偶有盗汗，舌质红，苔薄黄，脉细数。治以杀虫止咳，祛邪扶正。方用结核Ⅰ号方：海藻、桂枝、赤芍、白及、法半夏、杏仁各 15g，干姜、细辛、五味子、白蔹、制南星、制川乌、百部各 10g，藜芦、芫花（布包）、甘草各 5g（其中海藻、芫花反甘草；白及、白蔹、法半夏反川乌；赤芍、细辛反藜芦）。本证型相当于肺结核初期或活跃期。

（2）肺肾两虚型：症见骨蒸，潮热，五心烦热，失眠多梦，盗汗，咳嗽痰多，反复咳血胸痛，男子梦遗，女子经亏失调，舌质绛红，脉细数。治以杀虫止咳，扶金养肾。方用结核Ⅱ号方：海藻、桂枝、赤芍、百合、白及、玄参、生地黄、熟地黄各 15g，百部、白蔹、制南星各 10g，芫花（布包）、藜芦、甘草各 5g（方中海藻、芫花反甘草；赤芍、玄参反藜芦）。本证型相当于肺结核稳定期。

（3）气血两虚型：症见形体消瘦，喘息气短，呛咳咯血，午后潮热，盗汗或自汗，纳差少食或肢面浮肿，形寒恶风，大便溏下，舌淡体胖，脉细微。治以杀虫止咳，益气养阴。方用结核Ⅲ号方：人参、沙参、瓜蒌皮、白及、百合、茯苓、阿胶（兑服）、麦门冬、海藻各 15g，五味子、百部、贝母、三七（冲兑服）、制川乌、干姜各 10g，藜芦、甘草各 5g（方中人参、沙参反藜芦；白及、瓜蒌皮、贝母反川乌；海藻反甘草）。本方适用于肺结核的稳定期、消散期、钙化期的治疗，有扶正祛邪，杀虫治痨的作用。

疗程与治疗效果：每 2 个月为一个疗程，全程 6 个月，可每方用足 3 个疗程，2 日 1 剂，有兼证者可随证加减。用足全程 79 例，两个疗程 12 例。102 例中显效 71 例（68.7%）；有效 26 例（26.2%）；无效 4 例（占 4%）；死亡 1 例（1%）。

典型病例：周某，男，17 岁。1990 年 12 月 17 日就诊。主诉：患病年余，经多方治疗无效。诊见乏力，心悸、呛咳气喘，痰中带血，午后潮热，右侧呼吸运动减弱，叩呈浊音，听诊有支气管肺泡音和湿性啰音，经 X 线摄片，诊为浸润型肺结核活跃期。用Ⅰ号方治疗全程，经 X 线片复查，病灶已钙化，身体康复。3 年复访、复查，未复发。

体会：肺痨是一种慢性缓发的传染病。本病以临床表现，辅助检查相结合，做到诊断准，早治疗，分型准，药恰当，疗程足，方法新，专方专治，多会康复。以上三方，其中Ⅰ号方高达十反。各方中百部、制南星、藜芦、法半夏、杏仁杀虫止咳；桂枝、川乌、干姜温经散寒；白及、白蔹、贝母祛痰止咳，生新排腐；海藻、芫花除饮，治心悸，增强免疫力，促进康复；人参、沙参、赤芍、甘草益气养阴。治疗原则重在杀虫止咳，次以调之补之。

（王延章）

自拟大戟乌头汤治疗 14 例肺癌疗效观察

大戟乌头汤，是经自身毒理试验与临床实践后自拟的反药方剂。肺癌大概属于中医学的肺痿、肺积范畴。明代陈实功《外科正宗·肺痛论》说：久咳劳伤，咳吐痰血，寒热往来，形体消瘦，咯吐痰脓，声哑咽痛，其后传为肺痿，如此者百死一生之病也。清代李中梓《证治汇补·咳嗽》说："以咳肺虚，寒热往来，皮毛枯炼，声音不清，或咳血痰，口中有浊唾涎沫，脉数而虚，为肺痿之病。"现将 14 例肿癌的疗效观察报告如下：

一般资料：14 例肺癌中，男性 8 例，女性 6 例。年龄 40 岁以下的 1 例，41～60 岁的 3 例，61 岁以上的 10 例。治愈 3 例（21.4%），现仍存活者 6 例（43%），无效死亡 5 例（35.6%），均是农民，吸烟嗜酒 10 例，为总人数的 63%。

方剂组成：大戟、甘遂、芫花（布包）、甘草各 5g，熟大黄、制南星、川草乌各 10g，白及、海藻、法半夏各 15g，海螵蛸、海浮石、青礞石各 30g。

用法：本方水煎服，2 日 1 剂，全程 8 个月。恢复后，缓服此方以巩固疗效，以防反复。

疗效标准：临床症状消失，精气神均可，能参加一般劳动或工作，长期禁做重体力劳动。

典型病例：陈某，男，68 岁，射洪城古镇农民，吸烟、饮酒一般。1993 年 3 月 17 日初诊。自诉咳嗽、气紧、痰鸣、胸痛，时有血痰半年。1992 年 12 月，经县人民医院肿瘤科检查，X 线片示：左侧肺尖部有 3cm×5cm 球形肿物，结论为肺癌晚期。现临床表现为精神不佳，语言无力，表情淡漠，肌肉消瘦，呛咳黏涎痰，胸痛，呼吸时尤甚，时咳臭脓痰血，纳差，舌质淡，苔薄白，脉细数。实属肺气虚衰，功能失调之证。连续服大戟乌头汤 63 剂，精神、容貌恢复正常，经多次 X 线片复查，包块逐渐缩小到消失，随之一切症状逐渐缓解，服药期间痰中带白，加白及、白蔹，口苦者加黄芩；恶寒者加干姜，纳差者，加焦三仙，有外感者，加荆芥、防风。8 个月后，可参加劳动，随访至今一切如常。

体会：本方是从事中药十八反研究后自拟的，有抑制癌细胞，增强机体免疫，延长寿命之功效。对肝癌、胃癌、食管癌均有一定的效果。以肺通调水道，肺与大肠相表里为理论依据。方中海藻、芫花软坚散结，利小便；大戟、甘遂、熟大黄润肠通大便；法半夏、制南星、青礞石清化涎痰；海藻、海螵蛸、海浮石清化热痰，收敛止血，固精自制；甘草与川草乌合用，温经通阳，走串十二经。肺为华盖居脏腑之上，下则瘀滞，上则满溢，故阻塞气管日久成积，气血渐衰，气血鼓动无力，功能失职而死亡。

（王延章）

人参配五灵脂的临床应用

人参，性温，味甘，微苦，归脾肺经；主要功效为补气救脱，健脾胃，补肺定喘，生津止渴，宁神益智。五灵脂，性温，味咸，归肝经，主要功效为消瘀止痛，行瘀止血。二药属于十九畏的范畴。

但笔者经临床实践，将人参（或党参）与五灵脂同用，未发现不良反应，相反却收到了较好的疗效。现介绍如下：

1. 治气血两虚头痛

李某，女，45 岁。1995 年 1 月 5 日初诊。自诉近段时间头痛头晕，时发时止，劳则更甚，神疲乏力。面色少华，舌质淡，脉虚细。辨证属气血两虚头痛。治以补血生气。处方药：八珍汤加五灵脂 15g，枸杞子 15g，何首乌 15g，血藤 15g。复诊，症状好转，嘱再服 3 剂，头痛已止，渐渐病愈。

体会：本证临床所见，以血虚者居多，根据中医理论气和血的关系，血虚导致气虚，气虚也可以导致血虚，出现气血两虚，血虚气运行无力则气滞，气滞则血瘀，瘀阻不通则痛。方中党参、白术、茯苓、甘草补脾益气；五灵脂、甘草、川芎活血、行血；当归、白芍、熟地黄、何首乌、枸杞子、血藤行血生血，滋养心肝。诸药合用，共收气血双补，活血行血之功效。

2. 治胃溃疡

杨某，女，36 岁。1991 年曾在某医院检查，诊断为胃小弯溃疡及十二指肠球部溃疡。1994 年 12 月 8 日初诊，胃脘疼如针刺，轻按则舒，重按痛剧。现胃脘胀痛拒按，大便色黑，神倦纳差，短气，面色不华，舌质胖大，有瘀点，脉缓而涩。证属久病气虚，胃络瘀滞。治以补气活血，攻补兼施。方药：人参（或党参）15g，金铃子（炮）7 枚，白及 15g，青木香15g，砂仁 10g，五灵脂 15g，延胡索 15g，荜澄茄 15g，甘草5g，柴胡 15g，郁金 15g。服 4 剂后，症状减轻，精神好转，续服 3 剂后，胃痛已止，饮食增加，诸症全解。

体会：胃病多属肝气不舒，横逆犯胃。饮食不慎，脾胃虚弱，是导致胃溃疡的主要病因，胃主受纳，为腐熟水谷之腑，所以胃溃疡多缠绵，难求速愈。久病伤气，久痛伤络，故正气虚损。人参（党参）与五灵脂同用，气血两治，辨证得当，用之效如桴鼓。金铃子、白及、郁金、延胡索、荜澄茄、柴胡、青木香、砂仁疏肝理气，健脾和胃，兼理气止痛。

(李明海)

结核 I 号方的临床运用

结核病是因痨虫（即结核杆菌）侵蚀肺叶所引起的一种具有传染性的慢性衰弱性疾病。因为痨虫所伤，肺阴不足，肺失滋润，所以引起干咳、咽燥、声嘶等症；肺虚及肾，阴虚火旺，故见潮热、盗汗、梦遗滑精、女子闭经；若肺病及脾，肺脾两虚，即可出现体倦乏力，食少便溏，甚则阴损及阳，而见面色㿠白，浮肿肢冷，气喘唇紫，大便溏泻等症。

方剂组成：海藻、桂枝、赤芍、白及、法半夏、杏仁各15g，干姜、细辛、五味子、制南星、白蔹、制川乌、百部各10g，藜芦、芫花（布包）、甘草各5g（方中的海藻、芫花反甘草，白及、白蔹、法半夏反川乌，赤芍、细辛反藜芦，多达十反）。

临床表现：痰中带血，胸闷隐痛，潮热颧红，咽干口燥，盗汗，食少，手足心热，舌质红，苔薄，脉细数。

辨证分析：本证属肺阴虚型。方中桂枝、细辛宣肺解表；南星、百部、藜芦、白及、半夏、杏仁止咳、止血、生津润燥；芫花、海藻祛痰降涎；干姜、川乌散寒温络，止咳嗽胸痛；五味子、白蔹、甘草健脾，去腐生肌。

治疗方法：每2个月为1个疗程，全程6个月。2日1剂。有兼症者，可随症加减。

病例：王某，女，42岁，射洪金家乡人。于1994年8月19日初诊。自诉：全身无力，浮肿，面色苍白，经X线片显示为浸润型结核活跃期。决定用结核Ⅰ号方治疗全程，患者服药1疗程后，自觉全身有力，颜色好转，咳嗽已止，行走正常，心悸消失。后又服药1疗程。此病痊愈，随访未发。

体会：治疗本病的主要方法是止咳杀虫，祛邪扶正。本方对各型肺结核均有效。临床上除重视药物治疗外，还应注意食疗，加强体育锻炼，掌握四时寒温，做到早诊断，早治疗，即可痊愈。

（王永宏）

扶正扫黄汤用治乙型肝炎临床疗效观察

扶正扫黄汤，是治疗黄疸消散期的一首方剂。经长期临床应用，除治疗黄疸后期证候外，还可治疗无黄疸型肝炎，现报告如下：

1. 临床资料

扶正扫黄汤治疗乙型肝炎54例，其中男性33例，女性21例。年龄最小8岁，最大64岁。6例其父或母均是乙型肝炎患者，其余48例，传染原因不明。经抽血检查，表面抗原阳性，滴度高达1∶512。1例多年未发现乙型肝炎，后为肝癌死亡，其余尚健在，照常工作。

2. 服用方法

本方由党参、茯苓、白芍、海藻、白术、神曲、山楂、麦芽、金钱草、厚朴各 15g，茵陈 50g，木香 10g，大戟、甘遂、甘草各 5g，金铃子 7 枚（炮）组成。煎汤服，2 日 1 剂，日服 3 次，一个月为 1 疗程，全程 3 个月。若口苦，寒热往来者，加柴胡、黄芩；小便色黄者，加青蒿。

3. 治疗结果

治疗 54 例乙型肝炎患者，表面抗原双相阳转阴 22 例（40.7%），20 例滴度降至 1:8（36.6%），11 例滴度明显下降（20%），无效 1 例（肝硬化腹水死亡），总有效率 97.3%。

4. 典型病例

周某，男，35 岁，射洪县金家乡供销社职工。1993 年初，职工体检发现肝大，化验肝功，乙肝表面抗原阳性，滴度 1:512，右上腹微有不适感，于是情绪不好，精神欠佳，速来求治。见面色㿠白，肌肉消瘦，乏力，舌质淡，脉弦滑。诊断为无黄疸型肝炎（乙肝）。治以扶正祛邪。方用扶正扫黄汤，首剂服后多食，精神好转。继服原方加柴胡、黄芩。1 月后复查，乙肝表面抗原阴性，滴度 1:16。继服此方 3 个月，复查痊愈，照常工作。随访未复发。

5. 讨论

中医学认为，本病多因肝气不舒，气滞郁结，忧郁过甚，情绪低落引起肝不藏血，脾不统血，运化失调而致肝脾两虚，湿热疫毒乘虚而入，正气渐衰，在临床上无明显症状。方中党参、白术、茯苓益气扶正；山楂、神曲、麦芽、甘草、厚朴开胃健脾，宽中益气；白芍养阴生血，柔肝止痛；茵陈、金铃子清热解毒，利湿止痛；大戟、甘遂、海藻散结软坚，解痼；木香行气止痛。其中的大戟、甘遂、海藻反甘草，合用后无不良反应，并收到很好的效果。

（王延章）

海藻甘草同用疗顽疾

笔者在辨证论治的基础上，将海藻、甘草同用，治疗乳腺增生症、甲状腺囊肿、前列腺增生症等顽疾，常获佳效，且未发现毒副反应，兹举例如下：

1. 乳腺增生症

李某，女，41 岁。1991 年 5 月 6 日初诊。患者双乳房胀痛，结块 5 月余，尤以经前痛甚，西医诊为"乳腺小叶增生症"，治疗罔效。查体：左乳房内可扪及 4cm×2cm 肿块。右乳房可扪及 4cm×3cm 的肿块，边界清楚，可移动，略有触痛。伴见心烦易怒，两肋胀痛，舌淡红，脉弦数。证属肝郁化火，乳络受阻。治宜疏肝泻火，软坚散结，活血通络。方药：柴胡、郁金、枳壳、牡丹皮、赤芍、白芍各 12g，海藻、昆布、桃仁各 10g，夏枯草、皂角刺各 15g，甘草 6g。水煎服，1 日 1 剂。外敷方：白芥子、莱菔子各 30g，芒硝 15g。共为末，水调外敷患处，每次连敷 5 天。经治一月半，乳癖尽消。

2. 甲状腺囊肿

张某，女，36 岁，1989 年 11 月 8 日初诊。数天前，突然发现颈前喉结两旁出现肿大结块，伴胸闷、叹息、胁痛，曾在某医院诊断为甲状腺囊肿。因患者畏惧手术而来就诊。查体：颈前喉结两旁触及 3cm×2cm 的肿块，可随吞咽动作上下移动，触之柔软光滑，脉弦，舌质淡，苔薄白，诊为甲状腺囊肿，治以理气化痰，软坚散结。方药：柴胡、桔梗、赤芍、枳壳、郁金各 10g，海藻、昆布、法半夏、陈皮各 12g，夏枯草 15g，甘草 6g。水煎服，1 日 1 剂。药进 34 剂，肿块消失。

3. 前列腺增生症

黄某，男，60 岁。1991 年 10 月 5 日初诊。两月前，出现尿频、尿急、尿少。经中西药治疗，效果不显，近日来，出现会阴部、小腹部胀痛，排尿困难，点滴而出。经某医院检查，确诊为前列腺肥大症。因手术困难，建议中医治疗而来就诊。脉细涩，舌质淡，苔薄黄。方药：石韦、泽泻、猪苓、冬葵子、萆薢、桃仁各 10g，大黄 8g，甘草 6g。水煎服。并用熨法（食盐 200g 炒热，布包熨小腹部）。上药服 4 剂，小便稍多，排尿困难，会阴、小腹胀痛。遂于上方加海藻 15g。熨法继用。服 3 剂后，排尿困难减轻，余症消失。续服 10 剂，临床治愈。

体会：甘草反海藻属于中药十八反之一。我国《药典》亦谓："海藻、昆布不宜与甘草合用"但历代许多医家并不囿于此说，如陈实功《外科正宗》的海藻玉壶汤，李东垣《兰室秘藏》的散肿溃坚汤等，皆以海藻、昆布、甘草同用。近世应用该药相伍者，亦屡见不鲜。结合本人临床实践证明，海藻、甘草并用，不仅未发现毒副作用，相反对某些顽症痼疾亦能收到佳效。可见十八反之说，是值得商榷的。

（莫太安）

禁忌药物配伍运用发挥

1. 海藻配甘草，功专破积

本草明言海藻与甘草相反，禁止配伍使用。但笔者长期运用该药治疗小儿颈淋巴结核、甲状腺腺瘤或肿大、妇女乳腺腺瘤或小叶增生，疗效颇佳。海藻苦咸寒，入肝胃肾三经，可消痰结，散瘿瘤；配甘草甘平，入十二经，可泻火解毒，散结祛痰。两药相伍，软坚破积，功效倍增。

（1）小儿颈淋巴结核：李某，男，7 岁。1989 年 5 月 16 日初诊。低热，消瘦 3 个月，伴有胃纳不适，面色不华，五心烦热，午后为甚，盗汗，颈部两侧淋巴结各有 7～8 枚，0.8～2cm，如串珠状。前几年有肺门淋巴结结核史，母有肺结核史，T 试验强阳性，舌苔厚，脉弦细。证属痰核流注经络。治宜软坚破积化痰。方药：海藻 15g，瓜蒌皮 15g，炙甘草 6g，广郁金 10g，浙贝母 30g，夏枯草 10g，片姜黄 10g，黄药子 10g。3 剂。二诊，自诉潮热盗汗好转，胃纳增加，颈部淋巴结明显缩小、减少，两侧各剩 4～5 颗。仍服上方 7 剂。三诊，颈淋巴结症状消失，予小金片，以资善后。

（2）甲状腺瘤肿大：张某，女，43 岁，农民，已婚。1994 年 6 月 12 日初诊。患者有甲状腺腺瘤 2 年余，咽喉不适有异物感，乏力，头晕，消瘦，自汗量多，易饥饿，颈前可扪

及 2cm×3cm×3cm 大小肿块，质中，可随吞咽上下移动。B
超显示：甲状腺腺瘤。证属肉瘿。治宜破积消肿。方药：海藻
15g，海浮石 15g，小金丹 2 支（吞）。4 剂，二诊自诉自汗减
少，头晕乏力减轻，饥饿感消失，继服上方 7 剂，药已中的，
前后加减服药近 30 剂，甲状腺瘤消失，自觉症状消失。

（3）乳房腺瘤或小叶增生：陶某，女，32 岁，农民，已
婚。1989 年 8 月 17 日初诊。经来乳房胀满疼痛，平素胸闷不
舒，急躁易怒，乳腺（左）可扪及大小肿块，质软，可上下
移动，红外线检查为乳腺病。治以软坚散结消积。方药：海藻
15g，炙甘草 9g，姜半夏 10g，浙贝母 30g，瓜蒌皮 15g，王不
留行 10g，炮山甲 10g（先煎），黄药子 10g，天门冬、麦门冬
各 10g。二诊，乳腺肿块较前缩小，胀痛减轻，药已中病，前
后加减服药 30 天，肿块消失，改服小金片，以巩固疗效。

2. 半夏配乌头治疗咳喘

半夏辛温有毒，能降逆止呕，燥湿化痰，消痞散结，用于
咳嗽气逆，痰浊壅盛，乃治寒痰、湿痰之要药。而乌头辛温有
毒，具回阳温脾肾之功。二者系相反之药，笔者 19 年来，用
此药治疗哮喘、慢性支气管炎、肺气肿、肺心病，属寒痰湿痰
者，疗效甚好，剂量由小到大，无中毒反应。

（1）慢支炎、肺气肿、肺心病

苏某，男，65 岁，南昌铁路局退休工人，原籍绍兴。
1979 年 11 月 14 日初诊。患者有慢支炎、肺气肿、肺心病史
十余年，近日回乡探亲，旧病复发，咳嗽，气急，动则尤甚，
痰多色白呈泡沫状，口唇紫绀，胸闷，心悸，少尿，下肢略浮
肿。胸片显示：慢支炎、肺气肿、肺心病继发感染。舌胖大，
苔白厚腻，脉弦滑数。证属脾肾阳虚，水湿泛溢，上凌心肺。
治宜五二和肺汤：乌头 10g，姜半夏 10g，葶苈子 20g，白芥子
6g，莱菔子 10g，炙苏子 10g，车前子 10g（包），大熟地 10g，
全当归 10g，炙甘草 6g，老桑树根 30g，万年青根 30g，鲜竹
沥 60g（冲），浙贝母 10g。4 剂。二诊，胸闷心悸，下肢浮肿

消失，咳嗽气急明显缓解，痰量减少，口唇略绀，继服上方7剂。三诊，症状消失，再服上方4剂。此后连续三年暑伏天，将从南昌赶回服冬病夏治之药，至今很少发作。

（2）哮喘

吴某，男，10岁。1994年6月13日初诊。小孩6岁时因溺水窒息，心跳、呼吸停止，经抢救后脱险。嗣后经常哮喘发作，各种药品皮试均过敏。每月发作2～3次，多则5～6次，发作时气喘明显，张口抬肩，呼吸困难，喉间痰鸣，口唇紫绀。多处求医，鲜效。这次发作求治于予。方药：乌头10g，草乌10g，姜半夏10g，光杏仁10g，炙麻黄10g，生石膏30g，北细辛5g，干姜3g，地龙30g，乌梢蛇12g，浙贝母10g，羊乳根15g，鲜竹沥60g（冲）。服4剂。二诊，哮喘消失，气急缓解，喉中痰鸣减少，舌苔薄腻，脉弦细滑。前方中乌头加至20g，草乌20g，去掉羊乳根、贝母。服4剂。三诊，症状消失。入暑伏天后，给予：川乌、草乌各20g，炙麻黄5g，姜半夏10g，杏仁10g，仙茅15g，仙灵脾15g，地龙30g，乌梢蛇12g，浮萍30g，地肤子30g。每伏天服用5剂，至今未发哮喘。

3. 大戟、芫花、甘遂与甘草，峻下逐水

芫花辛温有毒，甘遂苦寒有毒，大戟苦寒有毒，均入肺脾肾三经，具有泻水逐饮之功效。而甘遂、大戟尚有消肿散结之功效。三药泻水作用峻猛，配甘草缓和药性，减轻三药毒副作用，未见不良反应。用此药治疗肝硬化腹水。下肢浮肿不易消退者，或治慢性肾炎、尿毒症之三腔积液、肢体浮肿严重者，它药消肿效果不佳者。

王某，男，43岁，某厂工会主席。因乙肝后肝硬化，脾肿大，门脉高压，腹水量多，腹隆起，腹围94cm，面色黧黑，下肢呈凹陷性水肿，面部、胸颈均见蜘蛛痣，尤以面部为多，肝掌明显，舌胖暗绛而有瘀斑，苔白，脉沉细。西医应用利尿剂、补充白蛋白等，中药应用五皮饮、五苓散等，腹水、浮肿不退。方药：甘遂5g，大戟3g，芫花2g，炙甘草6g，猪苓

10g，茯苓皮 10g，竹笋 10g，瓜蒌皮 30g，丹参 30g，白花蛇舌草 30g，炙地鳖虫 10g，水蛭 10g，仙鹤草 30g。2 剂。二诊，服药后小便量多，每日尿量 4500ml，腹水明显减少，腹围74cm，下肢浮肿消退。药已中病，衰其大半，故而峻剂减量，以防伤正，上方去芫花、大戟，加生黄芪 30g，黑白丑牛各10g。服 3 剂。服药后尿量 3500ml 左右。腹水基本消失，改成辨证施治之中药，以治肝硬化获效。

（陆晓东）

第二节　妇产科论治

消癖汤治疗乳癖 25 例临床观察

消癖汤，是经临床实践后的反药方剂。乳癖相当于西医学乳腺小叶增生症，与内分泌有关。临床常见，有癌变病例，患者动辄怀疑癌症，严重影响身心健康。本病起因多与情志郁怒或嗜辛燥物有关。《医宗金鉴·妇科心法要诀》说："盖以积为血病，而聚为气病也……夫病皆起于气，心气聚而血凝。"妇女以血为本，气为要，情志内伤，肝郁痰凝，气滞血瘀，痰瘀交阻，积聚乳脉所致。笔者自 1990 年以来，自拟消癖汤，治疗乳癖，疗效满意。现报告如下：

1. 临床资料

本组 25 例，均为已婚女性，年龄 30 岁以下 4 例，30～40 岁48 例，40 岁以上的 3 例。所有病例在服用本药之前，均接受过其他中西药治疗。发病时间最短 6 个月，最长 3 年，平均 2 年。

2. 治疗方法

处方：海藻 25g，当归 15g，丁香 5g，郁金 10g，半夏10g，柴胡 12g，川芎 10g，丹参 15g，蒲黄 10g，五灵脂 10g，甘草 6g，熟地黄 12g，泽兰 10g，生谷芽 15g，生麦芽 15g。

方义：遵"痛则不通，通则不痛"的古训。方中海藻、当归、泽兰、丹参祛宿血，散瘤气，养新血；柴胡、川芎、郁金、蒲黄行气，消胀，止痛；熟地黄、当归补肾养血；生谷麦芽和胃消胀；半夏、丁香消痰温经。

服法：每日 1 剂，15 日为一个疗程。服药期间慎房事，忌盆浴，忌辛燥食物。

3. 疗效判定：①近愈：乳房肿块、疼痛消失，月经正常，情志调畅，随访半年未复发。②显效：乳房肿块大部消失，疼痛减轻，但遇情志激动或劳累，肿痛再现。③无效：一疗程后，乳房肿痛无明显改善。

4. 治疗结果：近愈 16 例（64%），显效 7 例（28%），无效 2 例（8%）。未见毒副作用，服药后精神调畅，饮食增加。

典型病例：赵某，女，32 岁，打字员。1990 年 3 月 15 日初诊。1 年前发现乳房胀疼，按之有块，经某医院诊断为乳腺小叶增生症。经中西医治疗症状有改善，时痛时退，遇情志变化或劳累肿痛加重，伴精神烦闷，敏感，月经不调。触诊：双侧乳房散在大小不等、条索状癖块物，触之疼痛，活动度大，质韧，边界不清，与皮肤不粘连，经前肿痛明显，精神倦怠，舌质红，苔薄，脉细弦涩。诊断：乳癖。服本方 1 个疗程后，肿痛减轻，癖块变软减少。服 2 个疗程，肿块消失，疼痛完全缓解。以养胃和肝数剂善后，月经、情志正常。随访 1 年未复发。

体会：本方是为研究中药十八反、十九畏而自拟的反药处方，具有显著抑制、软化小叶增生、破恶血、散癖块、养新血、调肝胃之功效，在排除癌变情况下，对乳腺小叶增生有较好疗效。古代医籍中所载十八反、十九畏，医者视为禁区。方中海藻反甘草，海藻畏当归，半夏忌海藻，丁香畏郁金，按一般配伍要求，均属配伍禁例。但作者临床所见，不但无毒副作用，反而增加疗效，缩短病程，可见十八反和部分十九畏等配伍禁忌，并非金科玉律，只要辨证适当，组方合理，未必一定囿于古范。

（陈晓刚）

治喘汤对妊娠期慢性支气管炎的治疗

1. 临床资料：共治疗 8 例，年龄均在 30 岁以下。最长时间 20 多年，最短 3 年，均属慢性支气管炎患者，多数为感冒后发作。临床症状为咳嗽、气喘、痰多、听有哮鸣音。兼有妊娠反应，纳差，厌食，呕吐。法以标本兼治，治喘为本，治妊娠呕逆为标。据古代文献报道，反、畏、禁药用于妊娠有堕胎伤子、影响妊娠的毒副作用。而此方观察 8 例妊娠患者，均无不良反应，并取得满意的疗效。

2. 用药方法：本方由海藻、桂枝、赤芍、法半夏、白及、杏仁各 15g，干姜、细辛、五味子、麻黄、百部、南星、川乌各 10g，芫花（布包）、甘草、藜芦各 5g，柏树果 30 粒组成。水煎服，日服 3 次，2 日 1 剂，1 月为一疗程，全程 3 个月。若一个疗程未愈者，继服第 2 个疗程、第 3 个疗程。胎动不安者，加黄芩、艾叶；面色无华者，加当归、黄芪、阿胶；纳差少食者，加棠棣子、白豆蔻；咳嗽痰多者，加胆南星、礞石；燥咳不利者，加紫菀；咳嗽小便失禁者，加益智仁。

3. 典型病例：朱某，女，27 岁。有慢性支气管炎病史，二胎受孕 8 月时，感冒后慢性支气管炎发作。1994 年 8 月初诊。自诉：气喘、痰鸣，早晨尤甚，感冒后病情加重。听有支气管哮鸣音，呼吸困难，胎心音良好。B 超检查，胎位正常。治以止咳平喘。方用治喘汤，治疗 1 月时分娩，产期继服原方半个月喘停咳止。为了防止反复，继服原方半月，母病已愈，小儿发育良好，随访未复发。

4. 讨论：治喘汤是治疗哮喘的专方，亦可用于妊娠期的治疗。方中海藻、芫花反甘草，半夏反川乌，细辛、赤芍反藜芦。桂枝、半夏、川乌、芫花属妊娠禁用药。8 例哮喘妊娠期的治疗，均未堕胎，哮喘则愈。由此可见，反畏禁药在辨证准确的情况下，即使是孕妇也获良效。

（王延章）

第五章 十八反、十九畏、妊娠禁药古方汇集

赤丸方 《金匮要略》

组成：茯苓4两，乌头2两（炮），半夏4两（洗）。一方用桂心、细辛各1两；《千金》作人参。上4味，末之，内珍珠为色，炼蜜丸如麻子大，先食酒饮下3丸，日再，夜一服，不知稍增之，以知为度（含原反药：半夏与乌头）。

功用：散寒止痛，化饮降逆。

方解：方中乌头、细辛治沉寒痼冷所引起的腹痛；茯苓、半夏化饮止呕。

论注：《心典》：寒气厥逆，下焦阴寒之气厥而上逆也。茯苓、半夏降其逆，乌头、细辛散其寒，珍珠体重色正，纳之以破阴去逆也。《悬解》：寒气厥逆，寒气在内，手足厥冷也。四肢秉气于脾胃，寒水海上，四肢失秉，是以厥逆。寒水上凌……宜泄寒水，而护心君。赤丸茯苓、乌头泄水而祛寒湿；半夏、细辛降浊而下冲气，珍珠保护心君而止疼痛也。

（论注者：李洪栋　杨玉凤　王广顺　朱业玖）

海藻玉壶汤 《医宗金鉴》

组成：海藻（洗）、陈皮、贝母（去心）、连翘（去心）、昆布、半夏（制）、青皮、独活、川芎、当归、甘草（节）各1钱，海带（洗）5分（含原反药：海藻与甘草）。水2盅，煎8分，量病上下，食前后服。

功用：化硬消坚，活血散瘿。

方解与论注：本方在原书主治石瘿，临床常用于气瘿、肉瘿等病证。本病多发于颈部，以漫肿或结块、皮色不变、不痛、不溃为特点。多成于气滞痰凝，由气及血，以致气血结聚

而成。方中海藻、昆布、海带化痰软坚，为治瘿病主药；青皮、陈皮疏肝理气；当归、川芎、独活活血以通经脉，配合理气药可使气血调和，促进瘿瘤消散；浙贝母、连翘散结消肿；甘草调和诸药，共奏化痰软坚，行气活血之功。方中海藻反甘草，本为禁忌，经古今大量临床应用，证明不仅无毒副作用，反为治疗瘿瘤疮疖之要方，现代常用治甲状腺瘤、甲状腺肿大等症，长期服用（3～6个月），亦获良效。为临床常用方剂。

（论注者：陈小刚）

万应膏 《疮疡经验全书》

组成：川乌、草乌、地黄、白及、白蔹、象皮、肉桂、白芷、当归、赤芍、羌活、苦参、木鳖子、穿山甲、乌药、甘草、独活、玄参、大黄各 15g（含原反药：川乌、草乌与白及、白蔹）。

功效：治痈疽肿毒、痰核、流注等症，坚硬疼痛未溃者。

用法：制成膏药，贴敷患处。

甘遂半夏汤 《金匮要略》

组成：甘遂大者 3 枚，半夏 12 枚（以水 1 升，煮取半升，去滓），芍药 5 枚，甘草如指大 1 枚（炙）（含原反药：甘遂与甘草）。上 4 味以水 2 升，煮取半升，去滓，以蜜半升，煎取 8 合，顿服。

功用：攻逐水饮。

方解：本条论述留饮的证治。留饮欲去可以因势利导，用甘遂半夏汤攻逐水饮，下气安中。方中的甘遂攻逐水饮，通利二便；半夏下气除痰散结；芍药敛阴液，去水气；白蜜、甘草甘缓解毒，安中和胃。甘草与甘遂相反，合而用之，可增加攻逐水饮之功效。

论注：痰饮之邪留于中，阳气不能外达，故脉伏。留饮到了肠间，水湿自利，利后留饮减少，症状就要减轻，故利水反快。虽然利下之后，病根未除，新饮再起，心下继续痞满坚实，在治疗时随其留饮欲去之势，用甘遂半夏汤速以快利。

（论注者：汤明强）

草乌散《世医得效方》

组成：皂角、木鳖子、紫荆皮、白芷、半夏、乌药、川芎、当归、川乌各5两，大茴香、坐拏草（酒煎熟）、草乌各1两，木香3钱。为末，每用2钱冲服。

功用：消肿止痛，祛风散寒。

方解：方中当归、川芎、乌药、大茴香行血活血，顺气止痛；皂角、木鳖子开窍，治痹痛；川乌、草乌温经散寒，麻醉止痛；半夏燥湿，治痰结；白芷、紫荆皮、坐拏草治瘰瘤、痈疽，消肿结（含原反药：半夏与川乌、草乌）。

论注：风寒湿痹，关节疼痛，偏正头痛，阴疽瘰瘤肿块，研末调敷局部，可祛风散寒，消肿止痛。冲服2钱为度。

（论注者：吴小宾）

五噎丸（1）《千金要方》

组成：干姜、蜀椒、吴茱萸、桂心、人参各5分，细辛、白术、茯苓、附子各4分，陈皮6分。共研末，为蜜丸，如梧桐子大，每服3丸，日3次。

功用：治胸中久寒，呕逆结气，饮食不下。

五噎丸（2）《外台秘要》

组成：人参、半夏、桂心、防葵各2两（一方用防风、远志），附子、细辛、甘草各2两，山椒3合，紫菀、干姜、白芍药、枳实、乌头各6分（含原反药：半夏与附子、乌头）。共末为蜜丸，如梧桐子大，每服5丸，日3次。

功用：治五噎：气噎者，心悸噎哕，胸胁满痛；忧噎者，心下悸动，手足逆冷；劳噎者，胁下支满，胸中填塞，手足逆冷，不能自温；食噎者，心动悸，善忘，视物模糊。

论注：五噎丸一、二方，主要是治噎膈。此病名见《济生方》。《内经》作隔、鬲、膈中、鬲咽。又名噎塞、膈噎。

症见饥欲得食，但噎塞咽膈之间，或未入胃，有痰涎挟食带出。多因忧思气结生痰，痰气交阻于胸膈，此宜解郁化痰。因酒色过度，肾阴亏损者，宜滋补肾阴；阴虚火热，瘀热交阻者，宜益气健脾。笔者认为噎在食道、咽喉，其下在胃，欲之不进，进之则吐，涎沫尤多，饮食时下时禁，病情时轻时重，一次更比一次加重，能治而难治也。

（论注者：王延章）

内消瘰疬丸《疡医大全》

组成：夏枯草8两，玄参5两，青盐5两，海藻、浙贝母、天花粉、薄荷叶、海蛤粉、白蔹、连翘、熟大黄、甘草、生地黄、桔梗、枳壳、当归、硝石各1两（含原反药：海藻与甘草）。共研末，为糊丸，梧桐子大，每服3钱。

功用：治痰凝气滞而致的瘰疬痰核，颈项瘿瘤，皮色不变，或肿或痛。

论注：瘰疬又名鼠瘘、老鼠疮、疬子颈等。多因肺肾阴虚，肝气久郁，虚火内灼，炼液为痰，或受风火邪毒结于颈项、腋、胯之间，其初起结块如豆，数目不等，后渐增大串生，久则微觉疼痛，或结块粘连，推之不移，溃破后脓汁稀薄或有豆渣样物质，彼愈而此生，久不收口，可形成窦道或瘘管，有时局部淋巴结肿大。

（论注者：王琼）

大活络丹（原名大神效活络丹）《卫生鸿宝》

组成：白花蛇、乌梢蛇、大黄、川芎、黄芩、玄参、青皮、甘草、木香、藿香、白芷、竺黄、草豆蔻、肉桂、竹节香附、黄连、附子、地龙、香附、麻黄、白术、羌活、何首乌、沉香、熟地黄、天麻、虎骨、全蝎、松香、细辛、僵蚕、乌药、乳香、骨碎补、血竭、威灵仙、茯苓、丁香、没药、当归、葛根、人参、龟板、白豆蔻、赤芍药、防风、麝香、冰片、犀角、牛黄、朱砂、安息香。蜜丸。每服1钱，日至1～

2 次（含原反药：附子与犀角）。

功效：治中风痰厥而致的瘫痪、足痿、痹痛、筋脉拘急、腰腿疼痛，以及跌仆损伤、行走不便。

化癥回生丹《温病条辨》

组成：人参 6 两，肉桂、两头尖、麝香、姜黄、蜀椒炭、虻虫、三棱、藏红花、苏子霜、五灵脂、降香、干漆、没药、香附、吴茱萸、延胡索、水蛭、阿魏、川芎、乳香、高良姜、艾叶炭各 2 两，公丁香、苏木、桃仁、杏仁、茴香炭各 3 两，蒲黄炭 1 两，鳖甲胶 1 斤，熟地黄、白芍药、当归各 4 两，益母草膏、醋制大黄各 8 两（含原反药：人参与五灵脂）。

用法：共研末，为蜜丸，每服 1 钱 5 分，空腹温开水送服，或黄酒送服更好。

功效：治疟母癥结不散，妇女痛经闭经，产后瘀血腹痛，及跌打损伤有瘀滞者。

（论注者：曾火炜）

冷哮丸《张氏医通》

组成：麻黄、生川乌、细辛、蜀椒、白矾、牙皂（去皮弦、子，酥炙）、半夏曲、陈皮、胆南星、杏仁（去双仁者、连皮尖用）、生甘草各 1 两，紫菀茸、款冬花各 2 两（含原反药：生川乌与半夏曲）。

用法：共为细末，姜汁调神曲末，打糊为丸，每发作时，临卧生姜汤服 2 钱，羸者 1 钱，更以三建膏贴肺俞空中，服后时吐顽痰，胸膈自宽。服此数日后，以补脾肺药调之，候发如前，再服。近代用法：为末，姜汁糊丸，发作时服之，每服 6g，早晚各 1 次，生姜汤或温开水送下。同时以三建膏贴肺俞穴尤佳。

功效：散寒治满，平喘涤痰。

主治：背部受寒，遇冷即发喘咳，胸膈痞满，倚息不得卧。

辨证：本方主要用治寒痰阻肺。其肺俞在背，背部感寒，内伤于肺，肺寒之津，凝聚成痰。痰阻气机，故为喘咳，胸膈痞满，甚则倚息不得卧。

方解：本方可开化肺气，涌泄寒痰。方中的川乌、细辛温经散寒；蜀椒、甘草温中；麻黄宣肺平喘；半夏、胆南星、杏仁、紫菀茸、款冬花燥湿，降逆，化痰；白矾泄顽痰；皂角涤痰利窍。

（论注者：王致中）

十香魂生丹《春脚集》

古名十香返魂丹。方中丁香与郁金同用。

组成：沉香、僵蚕、丁香、乳香、檀香、礞石、青木香、瓜蒌子、藿香、香附、降香、莲子心、诃子肉、郁金、天麻、甘草、麝香、琥珀、朱砂、牛黄、苏合香油、冰片、安息香。

功用：治七情气郁而致的神错厥逆，牙关紧闭，痰涎壅盛，神志不清，语言狂乱，哭笑失常。

用法：共研末，为蜜丸，每服2钱，日3次（方中丁香畏郁金）。

中满分消汤《兰室秘藏》

组成：川乌、泽泻、黄连、人参、青皮、当归、生姜、麻黄、柴胡、干姜、荜澄茄各2分，益智仁、半夏、茯苓、木香、升麻各3分，黄芪、吴茱萸、厚朴、草豆蔻、黄柏各5分。

功用：健脾行气，泻热利湿。治中满寒胀，寒疝，大小便不通，腹中寒，心下痞等症。

用法：共为粗末，每服6钱，或水煎服（含原反药：川乌与半夏）。

（论注者：姚向荣）

止痛麻药《疡医大全》

组成：川乌尖、草乌尖、生半夏、生南星、荜茇、胡椒各

5 分，蟾酥 1 钱 5 分。

功用：疡科局部麻醉（含原反药：草乌尖、川乌尖与生半夏）。

用法：共研为末，鱼胶烊化，入药拌匀，阴干，水磨外敷。

正容汤《审视瑶函》

组成：羌活、白附子、防风、秦艽、胆南星、白僵蚕、半夏、木瓜、甘草、黄松节。

功用：治口眼歪斜，手足麻木（含原反药：白附子与半夏）。

用法：水煎服，每日 1 剂，日服 3 次。

阳和解凝膏《外科全生集》

组成：鲜牛蒡（全草）、鲜白凤仙花（全草）、川乌、桂枝、大黄、当归、肉桂、草乌、附子、地龙、僵蚕、赤芍药、白芷、白蔹、续断、防风、荆芥、五灵脂、木香、香橼、陈皮、乳香、没药、苏合香油、麝香、白及、川芎、大麻油（含原反药：白及、白蔹、半夏与川乌、草乌、附子）。制成膏药，贴敷患处。

功用：治寒湿郁结而致的阴疽流注、瘰疬痰核、筋骨酸痛等症。

医痫丸（中成药）《景岳全书》

本丸又名医痫无双丸。

组成：白附子 125g，炙乌蛇、姜半夏、制南星、僵蚕各 250g，全蝎、朱砂各 48g，雄黄 36g，白矾 375g，皂角 1250g，蜈蚣 6g。水丸，每服 3g，日 1~2 次。

功效：散风化痰，安神定搐。主治癫痫抽搐，时发时止。本方来系自《景岳全书》五痫神应丸加减（含原反药：白附子与姜半夏）。

转呆丹《辨证录》

组成：人参、白芍、当归、半夏、柴胡、酸枣仁、菖蒲、附子、神曲、茯苓、天花粉、柏子仁（含原反药：半夏与附子）。

功效：治肝气郁结以致痰湿内生、蒙蔽心窍的呆证。

用法：共研末为蜜丸，梧桐子大，每次 3~5g。

指迷汤《辨证录》

组成：人参、白术、半夏、神曲、南星、甘草、陈皮、菖蒲、附子、肉豆蔻。

功效：终日不言不语，不饮不食，勿笑勿哭的呆病。

用法：水煎服，1 日 1 剂（含原反药：半夏与附子）。

苏心汤《辨证录》

组成：白芍、当归、人参、茯苓、半夏、栀子、柴胡、附子、酸枣仁、吴茱萸、黄连。

功效：治气郁痰阻，神志恍惚，喜笑无常，与美馔则不受，与粪秽则无辞，与之衣则不服，与之草木之叶则反喜；或终日闭户独居，口中喃喃，多不可解；或将他人物件深深藏掩；或将自己衣物密缝；与之饮食，时用时不用，常数日不食，而不呼饥。

用法：水煎服（含原反药：半夏与附子）。

既济汤《杂病源流犀烛》

组成：麦门冬 2 钱，人参、竹叶、炙甘草、半夏、熟附子各 1 钱，生姜 5 片，粳米 100 粒。

功用：水煎服。治霍乱吐泻后，虚烦不得眠（含原反药：半夏与熟附子）。

水煎服。

东垣健步丸《李东垣方》

组成：防己、羌活、柴胡、滑石、甘草、天花粉、泽泻、防风、苦参、川乌、肉桂。

功用：舒筋活络，强身健体。治阳气不振，精神不佳，一身酸楚，行走乏力［含原反药：天花粉（瓜蒌根）与川乌］。

用法：水煎服。

取痞丸《婴童百问》

组成：甘遂、芫花、黑牵牛、肉桂、莪术、青皮、木香、桃仁、五灵脂各2两，巴豆霜1钱（方中巴豆霜畏牵牛子）。

功用：治小儿痞块。

用法：共研末，麻子大，每服1~2丸，姜蜜煎汤送服。

牛黄清心汤《集验良方》

组成：胆星1两（姜汁炒），白附子1两（煨），郁金5钱，川乌1两（面包煨），半夏1两（芒硝汤泡5次，皂角汤泡5次，矾汤泡1次，晒干为末）（含原反药：半夏与川乌、白附子）。

上5味共为细末，用腊月黄牛胆3个，取汁和药，装入胆内，扎口挂风檐下。至次年，取胆内药1两4钱，加芒硝、水飞辰砂、硼砂各1钱，冰片、麝香各1分，研极细末，和在一处，稀糊为丸，芡实大，金箔为衣，姜汤化下。

功用主治：清心化痰息风。治中风痰厥，昏晕不醒，口噤痰喘及小儿惊风，发搐，五痫等。

方解论注：方中用胆星清化热痰，息风定惊；白附子燥湿化痰，祛风止痉，解毒散结；郁金行气解郁，凉血清心；川乌辛、苦、温，有大毒，入心肝脾经，燥湿散寒，温化寒痰；半夏燥湿化痰，消痞散结。此5药药性峻猛，且炮制精细，又配合牛胆汁、芒硝、辰砂、硼砂、冰片、麝香、金箔等药，共奏清心化痰，开窍息风，镇惊止痉之功效。方中胆星清化热痰，白附子善祛风痰，半夏专治湿痰，郁金清心解郁，用川乌走窜通行十二经，《金匮》有言，治痰须当以温药和之，既能温化寒痰，又可和诸药化诸般痰邪，且取川乌半夏相反相成，可以发越痰湿之气，激发十二经气，确属治疗急重危症所必须。

（论注者：陆明）

跋：冲破医界禁区见曙光，
变更数千年沿袭之"古训"

几千年过去了，中医界十八反药仍是人们思想上的障碍，古代医家偶有用之，近代也有学者做动物试验证明是可以合用的。但十八反药作自身试验后，在临床上广泛应用的极为罕见。本书作者深知医道之难，目睹现今时行诸证，奇难杂症难治，即有冲破云雾见宏程之意，曾写遗言："为医疾铺平道路，死而后已。"于是冒着生命的危险，穷追猛进，奋不顾身，攻破禁区之秘，索十八反之药，逐一重审。作者在临床验证一万多例，年龄最小的为仅几天的婴儿，年岁最大的有85岁高龄的老者，剂量3～10剂，药亦奇调随证，犹如用兵一样，有1剂治愈的，事实胜于雄辩，终将保命而取胜。

作者经验证实，十八反药功能之别，并非反之杀也。神农之戒四千余年，可畏至今，该药治疗诸症首剂而获病愈者甚多，对奇难杂症亦获得奇效。以药反畏之势，拟定反攻之法，破陈规治则，揭纯阳孤阴之弊，使阴阳永衡，天人一体，人之善食，天之寒暖，均可调和。因此作者将试验及临床应用的效果进行总结，收集了古今医家的反、畏、禁方剂，撰写了《重审十八反》一书，以供同行探讨，共同发掘中医学遗产，为振兴中医大业而努力。

（苏广询）

附：重审十八反汤歌

本歌以笔画为序。每汤方含方剂出处、处方名、方药组成及功效四个方面，为了合音韵起见，医学用语有些倒置。

二画

人参白虎汤

伤寒人参白虎汤，石膏知母粳米酿；亦有甘草水煎服，益气生津是良方。

人参养营汤

人参养营和剂方，归芍苓草熟地黄；芪桂远志加姜枣，解毒益气两相当。

人参败毒散

药证直诀败毒方，羌独芎参桔梗强；二胡枳壳苓甘草，解毒益气两益彰。

二陈汤

和剂局方二陈汤，茯苓半夏甘草上；陈皮顺气兼止咳，燥湿化痰是良方。

二母散

医方考用二母散，知母贝母可化痰；清热化痰用贝母，增强润燥短母兼。

二母宁嗽丸

医鉴二母宁嗽丸，知母贝母芩石膏；栀子茯苓桑白皮，陈皮枳实甘草佳；蒌子五味散痰郁，痰热咳嗽细推详。

二乌半夏散

二乌半夏乳没香，桃红归桂荆芥姜；延胡牛膝载重审，坐骨神经痛相当。

七生三虫丸

半夏川乌南星草，绿豆白矾白芍生；蜈蚣僵虫合全蝎，主治癫痫入重审。

八珍汤

正体类要八珍汤，参茯术草益气良；芎地归芍补血用，调和气血用此方。

九味羌活汤

九味羌活用防风，细辛苍芷与川芎；黄芩生地同甘草，此事解表一姜葱。

十枣汤

伤寒论中十枣汤，软坚散结是妙方；芫花甘遂大戟枣，驱痰逐饮膈下凉。

十香魂生丹

春脚魂生丹牛黄，沉丁乳檀木霍降；麝香香附瓜蒌子，诃礞莲子肉僵蚕；天麻草片郁金珀，朱砂失常安息香。

十香魂生丹 （中成药）

三画

三拗汤

和剂局方三拗汤，辛温解表有麻黄；止咳平喘杏仁入，健脾益气甘草帮。

三子养亲汤

三子养亲化痰方，降逆养阴功效强；苏子芥子莱菔子，韩氏医通载此方。

三圣散

儒门事亲三圣散，防风瓜蒂藜芦煎；涌吐风痰可否定，反治风痰藜领先。

三黄丸

李东垣有三黄丸，黄芩大黄与黄连；三焦之火皆可下，止痒除湿治带痊。

三川薏苡仁汤

川芎川楝着痹姜，重审川乌半夏羌；苍术苡仁防风草，独活当归加桂良。

三子六君汤

参芪苓术陈皮草，重审半夏与海藻；苏子芥子莱菔子，益气平喘此方妙。

三子清暑汤

三子清暑莱菔子，苏子芥子与藿香；重审十八海藻入，养阴止咳亦相当。

小柴胡汤

伤寒论小柴胡汤，半夏人参与生姜；黄芩甘草和大枣，少阳证用是良方。

小青龙汤

小青龙汤伤寒论，桂枝麻黄姜五味；白芍细辛半夏草，咳逆平喘利水最。

小半夏汤

小半夏汤是单方，胃逆停饮用生姜；金匮要略撰记载，胃寒呕逆用干姜。

小陷胸汤

小陷胸汤伤寒方，黄连半夏痰结良；胸脘痞满瓜蒌治，开胸快膈效力强。

川乌羌活汤

川芎半夏薄荷羌，重审十八川乌良；细辛荆芥防风伍，白芷甘草温经方。

川乌半夏白术天麻汤

川乌夏术天麻汤，陈皮苓草瓜蒌皮；降逆止呕加姜枣，健脾燥湿重审方。

川乌白及养脏汤

川乌白及养脏汤，诃子粟壳豆蔻姜；二术桂芍参重审，温肾固脱草木香。

川乌散

医世得效川草乌，皂角木鳖芷坐挐；紫荆半夏归乌药，大茴木香局麻敷。

川蔓汤

重审川乌蔓荆汤，柴胡桃仁参草良；祛风活血偏头痛，当归川芎赤芍羌。

大承气汤

大承气汤用大黄，枳实厚朴和芒硝；伤寒阳明腑实用，虚忌实用辨证通。

大补肾气丸

大补肾气归苓参，熟地怀山与女贞；龟板杜仲旱莲草，山萸枸杞草重审。

大戟承气汤

大戟承气汤重审，枳朴麻仁甘草行；大黄姜仁加蜂糖，泻火润肠通便能。

大黄海藻甘遂汤

大黄海藻甘遂汤，竹叶石膏栀子凉；连翘芩草桔梗合，重审清解利咽喉。

大戟乌头汤

藻芫遂戟及配草，海蛸海石川草乌；礞石法夏熟军用，重审治癌有奇功。

大活络丹

卫生鸿宝活络丹，五十二味记周全；痿痹拘急腰腿痛，中风痰逆治瘫痪。

万应膏

疮疡全书川草乌，地黄及菝归象皮；羌独桂芷芍山甲，苦参玄参草木鳖；瘰疬乌药大黄入，痈疽痰核一敷贴。

四画

天王补心丹

天王补心丹二冬，远志归地柏子苓；五味枣仁人玄参，摄生夕剖心气灵。

天麻钩藤海藻汤

天麻钩藤海藻芩，牛膝杜仲桑寄生；石决栀子苓草合，重审息风夜交藤。

五仁丸

五仁丸有桃杏仁，柏子松子郁李仁；世医得效方亦验，老弱津亏秘结行。

五皮饮

妇人全书五皮饮，苓皮陈皮大腹皮；生姜皮与五加合，一切水肿皆可宜。

五噎丸（1）

千金蜀椒姜五噎，吴萸参术苓桂心；细辛附子陈皮用，呕逆气结食便行。

五噎丸（2）

外台经心录参姜，半夏附子防桂心；山椒紫芫草辛芍，枳实防葵乌头温。

六一散

宣明论方六一散，水飞滑石甘草煎；清暑利湿常可用，临证加减亦随参。

王氏清咽汤

重审十八清咽汤，柴芩半夏配止方；海藻芫花草党参，清咽利喉祛痰良。

丹参饮

医宗金鉴丹参饮，砂仁檀香治肚疼；养阴生血养效力，加减用药此方灵。

丹栀逍遥散

丹栀逍遥医统方，归芍柴胡最为上；茯苓白术甘草入，解郁疏肝是良方。

内消瘰疬丸

验方内消瘰疬丸，枳桔薄贝归地盐；连翘花粉玄明草，夏枯玄参海蛤全。

内消散

外科正宗内消散，山甲半贝及乳香；花粉莨花知母入，皂刺痈疡共煎汤。

内伤止血汤

内伤止血二芍归，黄柏侧柏及人参；地榆荆芥茜三七，生地坤草和血余；蒲黄阿胶多咪炒，血小板症一并祛。

内补丸

妇科切要内补丸，角霜菟丝芪桂煎；制附蒺藜二螵蛸，苁蓉入肾阳即安。

止血散

验方中有止血散，儿茶白及阿胶伴；云南白药兑着服，内外止血效办痊。

止痛麻药

疡医半夏川草乌，胡椒南星茄蟾酥；共研为末鱼胶片，局部麻醉水磨涂。

止嗽散

医学心悟止嗽散，荆芥前胡桔紫菀；陈皮百部甘草伍，孕妇亦用止咳安。

乌头汤

金匮要略乌头汤，川乌芍药与麻黄；黄芪甘草扶治本，温中散寒用此方。

乌梅藜芦汤

乌梅藜芦汤细辛，姜连附子当归参；重审蜀椒桂黄柏，驱蛔止痛又温经。

贝母散

证治准绳贝母散，冬花杏仁配紫菀；麦冬养阴治燥咳，贝母苦寒化热痰。

月华丸

医学心悟月华丸，二冬二地贝獭肝；山药苓胶菊桑叶，百部沙参三七痰。

牛龙甘草汤

重审牛龙甘草汤，石决牡蛎槐米丹；茅根夏桔与赭石，通脉降压消坚痰。

牛黄清心汤

牛黄清心白附子，川乌半夏硝郁金；化痰胆星又皂荚，集验良方镇息风。

化癥回生丹

温病条辨回生丹，经闭产瘀痛结散；三七五味名贵药，共末蜜丸黄酒咽。

中满分消汤

兰室川乌归参连，泽泻青皮苓二姜；柴胡澄茄芪麻黄，升麻益智朴木香；半夏吴萸草豆蔻，黄柏泻热二便良。

五画

四君子汤

和剂局方四君汤，参茯术草配成方；补气益中堪成绩，血随气生用虚当。

四妙勇安汤

四妙勇安汤验方，清热解毒效力彰；银花当归同甘草，随证加减用虚当。

四物汤

和剂局方四物汤，养阴生血是良方；熟地当归白芍芎，调经止痛妇科当。

四海舒郁丸

疡医昆布海螵蛸，海藻海带海蛤熬；陈皮木香常配伍，清痰软坚瘰瘤消。

四君补血汤

四君补血汤重审，参苓术草归黄芪；地芍丹参何首乌，阿胶川乌与白及。

生脉散

生脉散中用人参，党参厚朴白术及；阴亏麦冬五味子，升阳固脱效力行。

生津汤

生津汤是重审方，津亏液少效力彰；玄参地麦为增液，加上藜芦生津强。

生脉补肺汤

重审生脉补肺汤，参芪藜芦熟地黄；麦冬五味桑白皮，紫菀止咳肺虚常。

生津胡连汤

生津胡连汤生地，重审藜芦芍玄参；麦冬黄柏大青叶，知母黄柏滋阴津。

玉泉丸

沈氏尊生玉泉丸，参麦黄芪葛根先；补火助阳通肠结，虚老便秘及化痰。

白及枇杷丸

证治要诀戴氏方，白及枇杷生地黄；阿胶珠同藕节入，滋阴凉血止血强。

白及汤

验方中有白及汤，百合白及川贝常；苡仁茯苓同煎服，痨嗽咳血止方良。

白及四物汤

白及四物归及芎，熟地枸杞菊花从；重审川乌蔓荆子，黄芪补血治生风。

白及胃苓汤

白及胃苓汤茯苓，猪泽甘草二术行；陈皮厚朴行气痛，重审十八化寒湿。

白及白头翁汤

白及白头翁汤芩，重审秦皮与丹皮；黄连黄柏马齿苋，清热解毒止痢灵。

白及乌头汤

半夏二乌五灵脂，党参厚朴白术及；延胡川楝乳没药，重审胃痛收效奇。

白虎海藻汤

白虎海藻汤石膏，知母黄柏苍术疗；芦根地骨皮重审，薏苡粳米合甘草。

白芍四君子汤

白芍四君红豆蔻，参苓术草诃子求；重审藜芦五倍子，止泻涩肠白芍尤。

失笑散

和剂局方失笑散，主方蒲黄五灵脂；经产腹痛是要药，行血止痛便相依。

半夏白术天麻汤

半夏白术天麻汤，医学心悟草枣姜；陈皮茯苓同煎服，化痰息风用此方。

半夏粳米汤

半夏粳米汤，灵枢配成双；燥湿又和胃，寝能卧安康。

半硫丸

和剂局方半硫丸，半夏硫黄姜汁煎；乌梅花粉甘草入，三消缩泉效力强。

半夏川乌止痛汤

半夏川芎止痛汤，羌独川芎藁本防；重审甘草蔓荆子，风湿头痛和此方。

瓜蒌薤白白酒汤

瓜蒌薤白白酒汤，金匮要略载此方；通阳散结行气滞，祛痰冠心病可常。

瓜蒌薤白半夏汤

瓜蒌薤白半夏汤，金匮要略变化方；白酒汤中半夏用，功治冠心散痰良。

瓜蒌牛蒡汤

千金瓜蒌牛蒡汤，花粉连翘栀芩上；银花青皮草陈皮，乳痈皂角益安康。

瓜蒌乌头汤

瓜蒌乌头汤重审，黄芪甘草和桂心；麻黄赤芍干姜用，温经散寒治痰饮。

仙人活命饮

仙人活命金银花，乳没皂刺草山甲；白芷花粉归芍贝，防风陈皮疡良方。

平胃散

和剂局方平胃散，苍术厚朴陈皮煎；甘草和中益脾胃，宽中燥湿得安然。

平肝息风汤

平肝息风芍茵陈，珍珠牡蛎草玄参；辨证施治藤夏枯，天冬川楝麦芽分。

宁肺清金丸

宁肺清金丸贝母，古今医鉴方前胡；桑白皮和天花粉，清热化痰有奇功。

加味定喘汤

重审定喘汤麻杏，海藻芫花石膏今；白果半夏苏子草，冬花桑白皮蒌仁。

加味生津汤

加味生津汤玄参，重审藜芦地沙参；石膏竹叶黄柏用，寸冬清肺胃生津。

甘遂半夏汤

金匮要略仲景方，甘遂半夏芍草蜜；心下坚满留饮去，安中和胃二便驱。

正容汤

审视瑶函半夏羌，附子防风白僵虫；秦艽木瓜南星草，风麻湿木松节良。

东垣健步丸

东垣健步柴防风，花粉滑石羌草同；泽泻苦参川乌桂，疏筋助阳健体功。

六画

安神定志丸

安神定志丸茯苓，茯神人参远志行；医学心悟石菖蒲，龙齿同煎养心神。

当归贝母苦参丸

当归贝母苦参丸，金匮要略载此方；养阴清热兼利水，湿热内蕴祛痰良。

当归补血汤

当归补血汤奇功，兰室秘藏此方通；阴虚气弱黄芪用，归少芪多力最雄。

血腑逐瘀汤

血腑逐瘀汤归芎，医林改造地芍同；桃仁红花牛膝草，杜梗柴胡枳壳功。

百合固金汤

百合固金汤归芍，二地贝母与百合；慎斋遗书玄参草，桔梗润肺滋肾渴。

导赤散

药证直诀导赤散，生地木通甘草兼；胃腹拘急淡竹叶，肢挛便赤此方通。

芎芷石膏甘遂汤

芎芷石膏甘遂汤，菊花藁本和僵蚕；羌活甘草属重审，清热祛风止痛良。

芍药藜芦汤

芍药藜芦汤重审，沙参玉竹扁豆行；甘草和中谷麦芽，和胃止痛亦养阴。

肉桂润肠丸

肉桂润肠丸当归，麻仁蒌仁地桃仁；重审川乌肉苁蓉，枳壳宽中肠络温。

阳和解凝膏

牛蒡凤仙花全草，桂枝大黄川草乌；附子归桂蚕地龙，续断灵脂芎乳没。

木香陈皮大麻油，白芷蔹及麝荆防；苏霍香油制成膏，疽瘰疬痰贴敷。

舟车丸

丹溪心法舟车丸，芫花甘遂与大黄；大戟青皮牵牛子，水肿陈皮同木香。

七画

补中益气汤

补中益气芪术陈，参柴升草当归全；中气下陷脾胃论，填中固脱可作丸。

补中益气生津汤

补中益气生津汤，参芪术草归地黄；玄参藜芦姜重审，升柴枣麦陈皮良。

附贝汤

附贝汤皂桂归芍，川连红藤和蚤休；薏苡苍术温解毒，重审寒型疾病祛。

附贝汤

附贝汤皂桂归芍，川连红藤和蚤休；薏苡苍术温解毒，重审寒型疾病祛。

沙参麦门冬汤

沙参麦冬汤花粉，玉竹桑叶甘草随；温病条辨与扁豆，热伤肺阴燥咳宁。

沙参麦冬海藻汤

沙参麦冬海藻汤，玉竹桑叶扁豆良；蒌仁杏仁草花粉，重审润肺化痰强。

谷胆丸

三固方中谷胆丸，苦参栀子人参煎；黄疸泻肝龙胆草，清热利湿止痒痉。

牡丹皮散

牡丹皮散千金方，苡仁桃仁同大黄；火毒蕴结治肠痈，消肿止痛最为良。

完带汤

二术参草完带汤，山药荆芥柴胡强；陈皮傅青主女科，赤白黄带前仁常。

芫花汤

重审十八芫花汤，枳壳桔梗草木香；半夏陈皮苓海藻，祛痰胃痛是良方。

杏苏川乌汤

杏苏川乌汤重审，半夏麻黄枳壳苓；前胡陈皮草瓜壳，桔梗宣肺化痰清。

医痫丸

景岳附子蛇半夏，南星蚕蝎矾朱砂；雄黄皂角蜈蚣虫，安神定搐五痫加。

扶正扫黄汤

扶正扫黄汤重审，参苓术草戟茵陈；苡仁白芍焦三仙，金钱草朴木香行。

苓桂各半汤

苓桂各半汤重审，羌独芷及菽川乌；荆芥防风土茯苓，藜芦丹参皮肤病。

肝郁解毒散

肝郁解毒草郁金，甘遂甘草和砂仁；重附地牯治肝硬，蛤蟆制煅入重审。

肠痈汤

肠痈银翘乳没香，蒲公地丁丹皮良；赤芍青皮枳壳草，木香痛解重审藏。

赤丸方

金匮赤丸仲景方，苓夏四两乌二襄；二方桂枝细辛参，散寒止痛降逆良。

冷哮丸

张氏医通麻杏草，川乌椒辛半夏皂；子酥陈皮胆星矾，紫菀冬花姜汁调。

苏心汤

辨证录芍归参苓，半夏附子酸枣仁；栀子柴胡连吴萸，痰阻神惚皆可祛。

麦味肾气丸

麦味肾气丸山萸，地桂茯苓及丹皮；怀山泽泻和附子，重审温补肾纳气。

八画

泻白川蛤散

重审泻白川蛤散，骨皮白皮粳米煎；川乌蒌皮蛤粉草，青黛黄芩泻肺炎。

参附汤

景岳全书参附汤，人参补气附回阳；虚人阳脱急当用，二药相配是精方。

参苓白术散

参苓白术散桔梗，山药甘草和砂仁；扁豆苡仁莲子肉，和胃健脾局方存。

知柏地黄丸

知柏地黄丸山萸，茯苓泽泻和丹皮；医宗金鉴怀山药，劳热骨蒸此方宜。

苦枫丸

苦枫丸是疡医方，苦参杏仁治皮痒；燥湿苍术大枫子，杀虫止痛效力强。

肾着汤

金匮要略肾着汤，追风除湿着痹强；干姜茯苓术甘草，风寒湿痛亦可当。

治喘汤

重审藻芫治喘汤，桂芍麻杏辛味姜；川乌百部草半夏，哮喘南星和藜芦。

金伤散

止血生肌金伤散，消肿止痛最为先；白及乳香粉末用，外敷内服见奇功。

金匮肾气丸

金匮肾气桂附地，茯苓泽泻山茱萸；重审海藻红豆蔻，半夏和胃清黄连。

制黄汤

重审十八制黄汤，柴芩胆草芍大黄；海藻甘草金铃子，茵陈茯苓抑疸黄。

治瘰疬特效方

瘰疬特效夏枯草，玄参甘草同海藻；牡蛎贝母入重审，软坚散结漏管消。

转呆丹

辨证录芍参归苓，半夏柴胡柏子仁；菖蒲附子曲花粉，郁结蒙窍酸枣仁。

取痞丸

婴童百问甘遂芫，牵牛肉桂巴豆霜；莪术青皮和桃仁，共煎灵脂姜木香。

肺结核 I 号方

重审 I 号结核方，及蔹杏草半夏乌；藻芫桂芍姜辛味，百部南星藜芦沙。

肺结核 II 号方

重审 II 号结核方，藻芫桂芍麦地黄；及蔹百部乌半草，玄参百合南星藜。

肺结核 III 号方

重审三号结核方，人参沙参苓贝姜；瓜壳五味百合芨，百部三七阿胶良；乌头麦冬兼海藻，以上三方效力强。

九画

冠心病二号方

南开冠心二号方，瓜壳薤白和蒲黄；半夏桃仁五灵脂，脉阻心痛红花良。

独活寄生汤

千金独活寄生汤，归芍芎桂辛地黄；秦艽防风参苓草，风寒湿痹杜仲强。

独活川乌汤

独活川乌汤重审，归芍芎地桂细辛；寄生牛膝苓藜草，杜艽防风治身疼。

活血止痛汤

活血止痛汤红花，辨证施治落得打；归芍芎七橘没药，苏木陈皮紫荆藤。

枳桔二陈汤

枳桔二陈汤半夏，陈皮茯苓甘草加；燥湿健脾胸脘痞，祛痰止咳效堪夸。

茵陈蒿汤

茵陈蒿汤伤寒方，栀子清热泻大黄；清利黄疸是要药，临证加减效堪夸。

茵陈五苓散

金匮茵陈五苓散，六药齐合用温胆；茯苓泽泻与白术，猪苓桂枝一同煎。

茵陈川乌半夏汤

茵陈川乌半夏汤，陈皮茯苓桂芍姜；苍术苡仁柴重审，甘草温脾治胆黄。

香砂养胃汤

香砂养胃丸藿香，万病回春陈皮良；苓术豆蔻半夏草，枳实厚朴治胃肠。

香砂泻心六君汤

泻心香砂六君汤，参苓术草芩大黄；重审海藻红豆蔻，半夏和胃清黄连。

顺气藜参汤

重审顺气藜参汤，升柴归芎陈皮强；苍术黄芪同甘草，益气生津蔓京良。

荆防双解汤

重审荆防双解汤，羌独二胡轻身扬；苓草桔梗表里用，川乌半夏枳壳强。

保温汤

重审保温汤法良，三仙莱菔消饱胀；茯苓陈皮连翘草，川乌蒌仁效力强。

胃炎汤

胃炎汤芍川黄连，柴胡人参五灵脂；吴萸消炎呕止痛，重审相畏清畏奇。

指迷汤

辨证录术半夏陈，人参附子草南星；菖蒲不语肉豆蔻，不欲不食痴呆病。

十画

海藻甘草汤

海藻甘草牡丹皮，二芍昆布皂角刺；桃仁夏枯郁金柴，枳壳重审乳腺愈。

海藻散坚丸

海藻散坚丸昆布，证治准绳小麦入；清胆泻热龙胆草，瘿瘤瘰疬皆可除。

海藻甘草汤

海藻甘草牡丹皮，二芍昆布皂角刺；桃仁夏枯郁金柴，枳壳重审乳腺愈。

海藻玉壶汤

医宗金鉴吴谦方，海藻陈皮贝母翘；半夏青皮芎独活，昆布归草消瘿坚。

海藻芍药汤

重审柴胡海藻汤，归及芩连草大黄；槟榔木香马齿苋，清热行气导滞强。

海藻清咽栀豉汤

海藻清咽栀豉汤，银翘桔梗草牛蒡；重审邓勃薄荷叶，蝉花蝉蜕芦根强。

海藻银翘汤

海藻银翘汤桔梗，薄荷竹叶草芦根；荆芥豆豉牛蒡子，辛凉解表祛痰灵。

消癖汤

消癖郁金归丁香，半夏柴胡芎蒲黄；丹参泽兰谷麦芽，五灵重审草地黄。

消癖汤

消癖郁金归丁香，半夏柴胡芎蒲黄；丹以泽兰谷麦芽，五灵重审草地黄。

消瘰丸

医学心悟消瘰丸，玄参牡蛎贝母煎；痰核瘰疬有奇效，疮疡生肌亦见痊。

桂枝汤

伤寒论中桂枝汤，赤芍甘草大枣姜；伤寒有汗亦解表，调营和卫用此方。

桂附理中汤

重审桂附理中汤，人参白术草干姜；温中散寒健脾胃，四肢厥冷可回阳。

桂附理中加味汤

桂附理中加味汤，木香参苓术草姜；重审砂仁兼半夏，健脾益胃止痛良。

桑杏汤

温病条辨桑杏汤，沙参贝母祛痰良；豆豉山栀与梨皮，养阴风热咳嗽长。

桑杏贝母汤

桑杏贝母汤山栀，重审川乌与白及；豆豉梨皮散风热，清热化痰止血宜。

桑菊海藻汤

桑菊海藻汤重审，杏仁桔梗薄荷行；连翘牛蒡半夏草，辛凉解表又升清。

柴胡海藻汤

重审柴胡海藻汤，芩朴苍术与藿香；半夏陈皮草竹茹，透邪宽中化湿姜。

柴胡川乌汤

柴胡川乌汤枳实，重审川乌和白及；香附陈皮草芎芍，疏肝解郁调气血。

桃仁四物汤

桃仁四物汤熟地，济阴纲目归芍芎；气滞血瘀兼跌打，破结止痛有奇功。

涤痰汤

济生方中涤痰汤，半夏南星草枣姜；橘红枳实人参苓，竹茹菖蒲止咳良。

调胃承气汤

调胃承气用大黄，甘草芒硝泻结肠；体实便秘皆可用，虚人用此细推详。

通窍行血汤

通窍行血汤川芎，重审辛芍与藜芦；桃红红花葱姜枣，活血化瘀通经络。

益智地黄汤

益智地黄汤茯苓，丹皮枣皮与胡盆；泽泻五味怀山药，桑螵重审缩泉行。

既济汤

杂病源流麦门冬，竹叶半夏草人参；熟附生姜加粳米，霍乱吐泻烦可松。

润肠汤

重审十八润肠汤，参苓归芍草木香；熟军砂仁麻仁用，综合便秘蒌仁妨。

十一画

减位保产无忧汤

保产无忧归芎羌，黄芪贝草荆芥姜；纠正胎位早晚服，重审首载是良方。

黄龙汤

黄龙汤是千金方，枳实芒硝朴大黄；归参桔梗草姜枣，扶正攻下便秘良。

黄疸汤

黄疸汤藻遂栀草，柴芩胆草茵陈蒿；大黄黄柏川楝泽，板蓝麦芽金钱草。

黄连橘皮竹茹半夏汤

连橘竹茹半夏汤，温热经纬载此方；胃热呕逆可下火，妊娠呕吐亦相当。

黄连半夏汤

黄连半夏汤人参，干姜附子与细辛；千金要方桂甘草，胸痛彻背痰阻清。

清营汤

温病条辨清营汤，犀角玄参麦地黄；丹参黄连银花入，连翘竹叶使血凉。

清暑汤

重审十八清暑汤，藿朴苓夏泽藻方；佩兰苡仁草滑石，清暑利湿效堪良。

清气化痰饮

清气化痰丸杏仁，枳实苓芩瓜蒌仁；陈皮南星医方考，半夏燥湿喘咳平。

麻辛附子汤

麻黄附子细辛汤，伤寒论书记载方；气喘痰鸣肢寒冷，祛痰温经总回阳。

麻杏海藻汤

重审麻杏海藻汤，乌药槟榔紫沉得；石膏芫花枳实草，木香宣肺平喘良。

麻黄汤

伤寒论中麻黄汤，杏仁桂枝甘草方；恶寒发热头身痛，无汗而喘用此良。

麻黄杏仁石膏甘草汤

麻黄杏仁石甘汤，四味药物平喘良；咳逆气急息煽动，风邪患肺用此方。

控涎丹

控涎丹是三因方，痰饮甘遂大戟良；白芥加入共同用，控制涎痰用此方。

十二画

犀角地黄汤

犀角地黄千金方，芍药丹皮泻火良；温邪入营神昏热，温毒发斑效亦彰。

犀角地黄藜参汤

犀角地黄藜参汤，丹参玄参藜芦凉；芩芍藻草栀黄柏，丹皮石膏重审方。

葛根芩连汤

伤寒葛根芩连汤，甘草健脾利湿强；寒湿表里亦可用，湿热泻下用此方。

温胆汤

温胆汤是千金方，半夏竹茹枳实姜；橘皮茯苓同甘草，口苦胸闷止咳良。

葱豉荆防乌头汤

葱豉荆防乌头汤，重审半夏薄荷姜；羌独芎杏桔梗草，辛温解表葱白加。

普济消毒饮

普济消毒饮薄荷，芩连陈皮草马勃；玄参蚕翘板蓝根，医方集解牛蒡入。